# 健康长寿食为本

史德 编著

金盾出版社

## 内容提要

　　健康长寿,延缓衰老是人们终身追求的目标,吃什么,不该吃什么,是人们十分关注的问题。本书告诉读者以新的饮食理念,在日常生活中吃什么最健康,吃什么损害健康的道理。同时介绍了一日三餐主、副食科学搭配及注意事项。全书通俗易懂、实用性强,适合大众阅读。

**图书在版编目(CIP)数据**

健康长寿食为本/史德编著 . —北京：金盾出版社,2009.3
ISBN 978-7-5082-5575-0

Ⅰ. 健… Ⅱ. 史… Ⅲ. ①食品营养—基本知识②长寿—保健—基本知识 Ⅳ. R151.3 R161.7

中国版本图书馆 CIP 数据核字(2009)第 014400 号

**金盾出版社出版、总发行**
北京太平路 5 号(地铁万寿路站往南)
邮政编码:100036 电话:68214039 83219215
传真:68276683 网址:www.jdcbs.cn
封面印刷:北京印刷一厂
正文印刷:北京天宇星印刷厂
装订:北京天宇星印刷厂
各地新华书店经销
开本:787×1092 1/16 印张:16 字数:207 千字
2009 年 3 月第 1 版第 1 次印刷
印数:1～11 000 册 定价:28.00 元
(凡购买金盾出版社的图书,如有缺页、倒页、脱页者,本社发行部负责调换)

 前　言

　　健康长寿,延缓衰老是人们终身追求的目标。健康与长寿,健康是基础;只有健康,才能提高生命质量,长寿才有希望。

　　现代医学研究表明,目前危害人们健康的多数慢性病,其发生、发展都与患者的生活方式、饮食习惯和生活态度有着非常密切的关系。饮食是健康的基础,科学的饮食决定健康,更决定寿命。

　　"民以食为天",饮食对人体健康起着关键作用。在生活水平不断提高的今天,人们开始追求更加健康、科学的饮食理念,认为不仅要吃饱、吃好,更要注重饮食的科学性,只有食用合理、搭配得当,才能强健身体,反之,就会损害健康。

　　无论是古老的经典著作,还是近代的科学研究,都表明"延年益寿、青春常驻"的答案就在于吃什么、怎样吃。美国公共卫生部长在2006年曾说,美国每年有220万人死亡,其中180万人的死亡和饮食不科学有关。如今,老年病学者同样发现:科学的饮食、适度的锻炼、平和的心态,就可延缓甚至逆转衰老的过程,能使你的容颜和感觉都年轻起来,并可防止那些和衰老相关的疾病。

　　纵观世界各地,特别是日本的冲绳、意大利的凯姆波蒂迈勒、希腊的西米、巴基斯坦的罕沙、中国广西的巴马等长寿地区的长寿明星们,他们健康长寿的秘诀很简单,就是科学饮食是根本。如果你能和他们一样吃,一样生活,你也会同他们一样的健康,一样能长寿。

　　人们可能以为,"健康食品"就是粗粮蔬菜,没油没盐,淡而无味,其实健康食品并不意味着就是一片苹果、一块蛋糕。它可以是满盘的新鲜蔬菜和香草、豌豆或者鱼肉,用大蒜、洋葱、姜和酱汁、一点红酒或其他数百种健康烹饪法调味。健康食品的原则非常简单:选用

大量新鲜的水果和蔬菜,天然食品比加工食品要好,采用正确种类的油,不要多吃肉类和尽量缩短烹饪时间。

　　研究说明,乳腺癌、前列腺癌和肠癌在很大程度上和饮食及生活方式有关。非常保守的美国癌症协会的调查资料也说,90％的直肠癌案例是可以防治的。癌症专家帕特里克·奎廉博士在他的《用营养打败癌症》一书中写道:"肌体有对付癌症的装备……但是这个过程也依靠营养……恰当的营养可以防治50％～90％的癌症。"著名的临床癌症学专家马科斯·格尔森博士声称,单独使用他的营养治疗方法,可以使30％的癌症患者治愈。

　　吃出健康,从现在做起。无论自己现在身体如何,也无论以前怎样吃喝,衷心希望你看完这本书后,立即开始关注自己的一日三餐,切实做到科学饮食,从而吃出一个健康美丽的人生,尽情享受美好时光,轻轻松松一百岁。

史　德

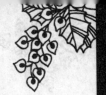

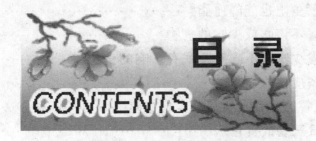

# 目录
## CONTENTS

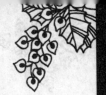

健康长寿食为本

目录

改变饮食理念

轻轻松松一百岁

## 第五章　喝汤的学问

## 第六章　养成科学的进餐习惯

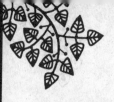

# 第十章　健康饮食的烹饪技巧

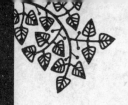

改变饮食理念

轻轻松松一百岁

# 第一章 饮食与健康长寿

## 一、营养好未必长寿

### 1. 人体必需的营养物质

人为了维持生命,必须不断地从外界环境获得空气、水和食物。通过食物供给,维持正常人体生理功能,这些物质在人体内所起的作用的总称,就叫做营养。由此可见,维持生命要靠营养,生长发育也要靠营养。

富含人体所需营养的物质称为营养物质,包括蛋白质、脂肪、糖类、维生素、膳食纤维和水等。人体抵抗疾病,从事各项活动都需要丰富的营养物质。人到了老年,衰老的机体更需要选择食用一些优质蛋白质。所以,生命活动的每一瞬间都离不开一定量的营养物质。那么,是不是营养越好就越长寿呢? 否! 一般人都知道,长期处于营养不良状态的人不可能长寿;但是,当人们的生活水平不断提高,富裕起来的人越来越多,营养状态也越来越好的时候,人们必须认识到,营养对于长寿固然重要,但更为重要的一点是,只有合理的、平衡的营养才能有益于长寿。如果摄取的营养过剩,就会使人体热能代谢失去平衡,这样就会导致肥胖、高脂血症、高血压、冠心病、糖尿病等多种疾病,这对长寿不仅无益还会给生命构成巨大威胁。所以,营养过剩是不利于长寿的。

卫生部曾在 2007 年颁布的《中国居民营养与健康状况调查》揭示出:我国公民"营养过剩"与"营养缺乏"并存的怪现象,这种结果初看起来有些矛盾。北京儿童医院营养中心的医学博士李时莲在接受记

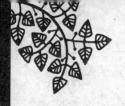

者采访时对这种怪现象解释说："其实，所谓的'营养过剩'并不是真正的营养过剩，也可以叫做'热能过剩'；而'营养缺乏'主要是指居民膳食结构不合理导致的钙、铁、维生素 A 等微量营养素严重摄取不足。而微量营养素的缺乏会导致多种疾病。"

该项调查还显示，我国居民平均贫血患病率为 15.2％，其中最主要的原因是缺铁性贫血。我国是世界上缺乏维生素 A 的重灾区。维生素 A 的缺乏会影响机体的免疫力，甚至可影响儿童的生命安全。在所有微量元素中，中国人钙的缺乏程度最严重。全国城乡居民每天钙的平均摄入量仅为 391 毫克，相当于推荐量的 41％。

## 2. 无糖低碳且营养丰富的食品

人们对营养的理解存在三个误区。

误区之一：认为只有大鱼大肉才是营养食品。随着人们生活水平的提高，餐桌上的鱼、肉渐渐多起来，而人们的身体却不是越来越健康，相反，肥胖、冠心病、心脑血管病、糖尿病等富贵病倒越来越多。对此，人们总认为是大鱼大肉吃多了！其实，中国人吃的大鱼大肉并不多。那么，是什么东西吃多了呢？恰恰是精制的糖和精制的淀粉多了。

误区之二：认为淀粉和糖是有营养的。其实，这些东西都是糖类，只能给人体提供热能，没有什么别的营养。另外，过去的观点认为脂肪是非常可怕的，而现在认为天然脂肪并不可怕，而且对人体特别有用。这就是说，精制的糖和淀粉是有害的，而天然的脂肪其实是有用的。

误区之三：认为不能吃大鱼大肉，而应吃接近素食的东西，喝含糖饮料，恰恰相反，人们实际上要吃无糖低碳这样的食品，同时要营养丰富。

在营养学界，把上述三种误区的观念更新称之谓"营养革命"。

## 3. 现代人不缺营养缺平衡

人类的标准膳食结构是：谷豆类食物、菜果类食物与动物性食物

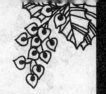

之比应为 5：2：1。现代人虽然与原始人有很大的不同,但植物性食物与动物性食物之比仍应为 7：1。如果在日常生活中受生活水平的影响致使这个比值增大或者减小,都可能给人体带来危害,导致营养不良或是营养过剩,引起各种相关疾病。

在正常情况下,人体通过自身的缓冲调节作用,使血液的酸碱度保持在 7.35～7.45,机体免疫力强,就会很少生病。但是,若吃了过多的酸性或碱性食物,超出人体的生理调节能力,就会使血液偏酸或偏碱。随着人们物质生活水平的提高,餐桌上的食物常常是荤多素少,属性上则为酸多碱少,长期如此,则导致血液偏酸性。而人体血液偏酸性,就会出现钙盐缺乏,血液黏稠度增大,损害人的中枢神经和心脏,使人早衰。蔬菜中含有大量的钾、钠、钙、镁等无机盐,它们在人体内通过代谢作用产生带阳离子的氧化物,呈碱性,故水果、蔬菜属碱性食品。大部分的肉、鱼、蛋等动物性食品和大米及其制品属于酸性食品。

所以,现代人不是缺营养,而是缺平衡。这里所说的平衡,是指健康长寿的膳食平衡。为了做到平衡膳食,就应尽可能调配好各种食物,如主食和副食的搭配;主食中粗粮、细粮的合理搭配,要吃种类多、营养素全的食物,但热能摄入不能超标,这对中老年人来说,尤为重要。

中国营养学会理事长、国家食物与营养咨询委员会副主任委员、中国学生营养健康促进会副会长葛可佑说:不同的食物有不同的营养特点,如谷类食物的糖类和 B 族维生素,豆类食物的蛋白质和脂肪,蔬菜水果的无机盐和维生素,动物性食物的优质蛋白质等。这些食物都是我们需要的,你不能说哪种好哪种不好。只有把各种食物合理搭配才能保质保量地供给人体充足和全面的营养,这就是"平衡膳食"。

### 4. 按营养成分不同划分的 5 类食物

(1)谷类和薯类:包括米、面、杂粮。薯类包括马铃薯、红薯等。

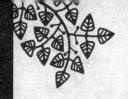

主要提供糖类、蛋白质、膳食纤维及 B 族维生素。

（2）动物性食物：包括肉、禽、鱼、奶、蛋等。主要提供蛋白质、脂肪、膳食纤维、无机盐和 B 族维生素。

（3）豆类及其制品：包括大豆及其他豆类，主要提供蛋白质、脂肪、膳食纤维、无机盐和 B 族维生素。

（4）蔬菜水果类：包括鲜豆、根茎、叶菜、茄果和各种水果等，主要提供维生素 C、胡萝卜素、无机盐和膳食纤维等。

（5）纯热能食物：包括动、植物油，淀粉，糖和酒类，主要提供热能。植物油还可提供维生素 E 和人体所需的必需脂肪酸。

一般说来，每日膳食应由以上 5 类食物组成，其中谷类、薯类、蔬菜类、水果类等食物是构成健康膳食的基础。再适当摄取动物性食物、豆制品、少量食用纯热能食物。每个人只要按照自己身体特征合理选择、搭配这 5 类食物，健康长寿就有保障。

**5. 健康必须靠自己**

面对人们身边层出不穷的"健康陷阱"，中国医学科学院院长助理黄建始教授提醒公众必须牢记三句话：

第一句话：要想健康必须靠自己。

第二句话：自己管理自己的健康。

第三句话：积极进行健康投资。

（1）健康必须靠自己：美国的一份研究报告显示，在导致一个人不该死的时候死亡的原因中，环境因素占 20％，遗传因素占 20％，医疗卫生因素占 10％，而生活方式和习惯因素却高达 50％。这四个因素，前三个对个人而言是客观存在的，而最后一个因素，即生活方式和习惯因素，是完全决定于个人的生活行为，是由个人掌控的。许多疾病的根源在于个人的生活方式。生活方式是多方面的，并不单单是如何吃，更重要的是食物的营养组成是什么样的，它的结构和比例，包括是不是过量，是不是缺乏。一些营养素可能是过量的，如果

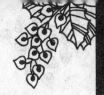

吃得多，就可能导致心血管病等慢性病。由此可知，平时人们所说的生活方式的基本问题就是吃什么？怎么吃？而这两个基本问题解决了，就可以远离病魔，保证健康长寿。

　　（2）健康应由自己管理：健康由自己管理，其意思就是：首先，要对自己的健康资产做到心中有数。这些健康资产包括身体、心灵与外界环境的和谐等。在此所说的外界环境包括两个方面，即人际环境和自然环境。这两个环境都会影响到个人的心灵，即个人的心态。在处理个人与人际环境的关系时一定要做到和谐相处，互不伤害；处理个人与自然环境的关系时，要充分了解自然环境的变化规律，使个人身体随时都能适应其变化，使人与自然环境随时都和谐相处。

　　其次，要明白自己身上潜藏着多少危险因素，这些危险因素包括肥胖、吸烟、喝酒、高胆固醇、不安全性行为等。这些危险因素是由上述的生活方式不当引起的。因此，要减少这些危险因素对身体健康的危害，就得投资健康，开展生活方式的革命。

　　这两个方面的统一就是自己管理自己的健康。

　　（3）积极投资健康：对健康有四种不同心态的人。

　　第一种人是聪明人，主张健康，投资健康。结果健康增值，实现了60岁之前不生病，80岁之前不衰老，轻轻松松一百岁，健康长寿120，高高兴兴一辈子。

　　第二种人是明白人，关注健康，储蓄健康，结果健康保值，平平安安活90。

　　第三种人是普通人，漠视健康，无动于衷，结果健康贬值，只能带病活到70。

　　第四种人是糊涂人，其中许多是白领中年人，生活方式极不健康，饮食结构很差，喜欢吃的猛吃，不喜欢吃的一口不沾，应酬频繁，暴饮暴食，烟酒无度，不过子时不睡觉，基本不运动，不锻炼，透支健康，结果提前死亡，生命缩短，只活到五六十岁，有的甚至更早就离开

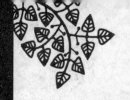

了人世。四种态度、四种结局,真是一分耕耘,一分收获。

投资健康,也不能万人雷同,一个模式,而要根据自己的实际情况,设置个性化的健康投资重点。尽管每个人的情况千差万别,其重点均不外乎 15 个字,就是"管住嘴,迈开腿,不抽烟,少喝酒,好心态。"

# 二、长寿人群的膳食哲理

## 1. 膳食结构以植物性食物为主

宏观调研证实,世界长寿之乡饮食结构均体现出高度的一致性,即以植物性食物为主。植物性食物曾被国际上誉为"亚洲金字塔",是为理想食物,也即"谷、豆、菜"。尤其以谷、菜为中心,豆谷、薯类、玉米、水果,吃得多,动物食品吃得很少。其中,格鲁吉亚的谷菜食物比率为 65％左右,新疆和广西巴马的谷菜比率高达 80％。除谷菜食物外,高加索的长寿乡还摄取一些水果、坚果、乳制品、蛋等。我国长期以来形成了以"五谷"为主食,以果蔬、少量动物性食物为副食的饮食特色,应坚持以植物性食物为膳食主体,使食物生产与消费需求相适应。

## 2. 植物性食物与动物性食物合理搭配

长期单纯吃素会使人体内掌管食物消化的酶系统功能逐渐遭到破坏,最后导致百病丛生,如贫血、驼背、骨质疏松等症;而且人体所需脂肪、蛋白质、维生素、微量元素等无法全面供给。平衡膳食很重要一条就是要荤素搭配。现代营养学也表明:只有植物性食物与动物性食物合理搭配,才能全面满足人体对各种营养物质的需要。日本人和其他地区长寿人群的膳食均讲究荤素搭配,非常重视对各种肉、鱼类食品的摄取。当然,动物性食物消费比重的适度增长也是人们膳食质量提高的重要标志之一。

植物性食物与动物性食物要合理搭配,怎么搭配,或者说把要吃

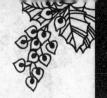

的食物作为 10 份，植物性食物与动物性食物各占多少才算合理搭配？

法国一位著名学者曾经说过："一个民族的命运，要看她吃的是什么和怎么吃。"随着经济发展，生活改善，人们吃得好了，倾向于食用更多的动物性食物和果蔬类食物。但由于缺乏营养知识，舍本逐末，在饮食上放弃了以谷类为主的我国良好的膳食传统，吃饭不吃主食。在一些比较富裕的家庭中，动物性食物的消费量已超过了谷类的消费量。而膳食纤维过低，对一些慢性病的预防不利。北京市海淀医院内分泌科夏雪培医生说，每天的饮食比例应以主食为主。主食（糖类）应占 50％，外加 20％的蛋白质和 30％的脂肪。那么，吃多少肉才合适呢？中华医学会微量元素分会副理事长赵霖说，数数牙齿就知道了。人的 32 颗牙齿只有 4 颗犬齿，主要是撕咬肉类食物的。有 8 颗是切齿，主要是咬切果蔬等纤维丰富的食物用的。还有 20 颗是臼齿，主要是磨碎谷类食物用的。由此可见，牙齿结构就不是让你光吃肉，而是食物中只要有 1/8 的肉就够了。

**3. 热能要适中，蛋白质结构要合理**

热能摄入过多是造成肥胖和相关疾病的重要原因。根据国际自然医学会的调查，世界 5 个长寿之乡的人均摄入热能为 6 861.76 千焦，明显低于一般人日均 10 041.6 千焦的标准。其中，巴马长寿老人在 5 857.6～6 276 千焦之间。巴马百岁老人在青年时期由于社会因素均有饥饿史，进入老年后，他们的饮食有节制，每日食 2～3 餐，从不暴饮暴食。江苏如皋人的日常饮食是两稀一干：早晚稀饭，中午干饭。如皋百岁老人中有 14％的人都是早晚吃粥，中午吃干饭。吃粥减少了热能摄入，可防止肥胖发生，也减少了高血压、心脏病、糖尿病等发病几率。

**4. 低盐低脂肪且结构合理**

研究证明，西方长寿地区居民的脂肪摄入量各不相同，但均富含不饱和脂肪酸。我国广西巴马人的饮食特点是低脂肪、低盐，如巴马

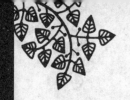

人在食谱中少不了"长寿汤"——火麻汤。火麻是珍贵的油料作物，生长在山区浓雾环绕的土地上。火麻仁是目前所有常见的食用植物油中不饱和脂肪酸含量最高的。经常食用这种特殊油脂，可降低血压和胆固醇，防止血管硬化，达到延缓衰老和润肠通便的目的。

2002 年全国第四次营养普查表明：高盐饮食与高血压的患病风险密切相关。我国食盐总体摄入量偏大，每日达 15 克以上，比日本高 1 倍左右。现在世界卫生组织（WHO）推荐：每人每天摄入盐的量为 5 克；我国推荐为每天 6 克。广西巴马人以素食为主，饮食特点是低脂肪、低蛋白、低盐、低热能和高维生素。他们的主食以玉米粥辅以白薯和各种蔬菜、豆类，增强了食物营养的互补作用。

**5. 注重无机盐摄取和酸碱食物合理搭配**

长寿乡居民都比较注重摄取富含无机盐的食物。例如，江苏如皋人常饮当地特产黄酒，厄瓜多尔比尔卡班巴人饮用的矿泉水富含无机盐，我国广西巴马人就食用当地土壤呈高锰低铜且富含锌种植出来的植物性食物。在以植物性食物为主的膳食结构中，应注重蔬菜等碱性食物摄取，可与谷物和肉类等酸性食品中和，令碱性的大豆蛋白与酸性的动物性蛋白中和。值得一提的是，格鲁吉亚和我国广西巴马的长寿老人长期饮用的水就是呈弱碱性的小分子团水，即健康水，能使血管保持柔软和不硬化。

# 三、饮食养生二十四字

**1. 清清淡淡**

这里所说的清清淡淡，亦即平时所说的饮食清淡。其背后蕴涵的意思是要少油少盐。在肥胖人群剧增的今天，高血压的患病率也在逐年增高，而在诱发肥胖和高血压病的危险因素中，油、盐摄入过量是重要的膳食因素。

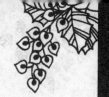

油脂是热能最高的营养成分,每克油脂含有 37.6 千焦热能。目前我国城市居民油脂摄入普遍过量,膳食热能中来自脂肪的比例过高,特别是餐馆食物中煎、炸、烹、炒的食品太多,提倡少油烹调是健康长寿的要求。

除食盐外,还应少吃酱油、咸菜、味精等高钠食品及含钠的加工食品等。饮食宜清淡,主要是强调少油、少盐,少吃过咸、油腻、高胆固醇、高饱和脂肪酸的食物,这样不但可以减少肥胖的发生,也降低患心血管疾病的风险。

专家指出,大约有一半以上的慢性疾病和饮食有关,均衡的营养,可以减少慢性疾病和癌症的发生。同时,良好的饮食方式也可促进健康。

### 2. 汤汤水水

汤汤水水的意思是说应当降低食物的热能密度。所谓热能密度高的食物,就是吃一点儿就会带来充足热能的食物。

众所周知,水是基本不含热能的,所以一般来说,水分大的食物热能密度比较低,如蔬菜含有 90% 以上的水,水果的水分含量也接近90%。米粥中含水超过 90%,米饭是 70% 左右,而馒头是 55% 左右。显然,喝些"汤汤水水"的粥"充数"要比全部吃馒头、米饭所获得的热能少。平时所说的喝稀饭不顶饥就是此理。面包、饼干、蛋糕,尤其是油、淀粉、糖等食物,不仅所含水分更低,而且热能偏高。因此,过多的食用这类食物就容易发胖。

### 3. 热热乎乎

中国自古以来,就提倡中老年人的食物要温热一些,所谓"热热乎乎"并不是烫,而是温度适中,使肠胃感觉舒适。人的口腔和食管正常的温度为 36.5℃～37.2℃,其耐热温度为 50℃～60℃。如果进食、进水的温度过高,口腔黏膜和食管壁就会被烫伤。很烫的食物,通常在 70℃～80℃,经常食用这种食物,口腔和食管黏膜就会不断受

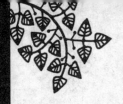

到损伤。假如长期刺激加上有时人体病变发炎,使细胞新生过程加快,就很可能变为口腔癌和食管癌。相反,而饮食过凉的食物,又会刺激胃肠道,引起胃痛,甚至胃肠炎。

### 4. 量少种多

日本人是世界上最长寿的民族,尤其是日本女人。日本人的饭量都不大,小碗小盘。量少但种类多,营养丰富。他们讲究每天吃超过 36 种不同的食物。

在中国大部分老百姓的眼中,中央领导人吃什么、怎么吃,总显得神秘而遥不可及。实际上,首长们的食谱并非一般人想象的那样山珍海味俱全,恰恰相反,是吃着更多的粗粮、更少的肉类。据原北京医院营养科主任曾煦媛说:首长们每天要吃够 25 种食物。这里所说食物种类,并非 25 道菜。曾煦媛强调,为首长们配餐,讲究的是少食多餐的原则,只有当食物种类够"杂",才能使营养均衡。

曾煦媛列举了为首长们制定的食谱:早饭为半杯牛奶、一盘小菜(凉拌海带丝、胡萝卜丝、青椒丝)、一个小麻酱咸花卷、一小碗小米粥或莲子羹;午饭为什锦沙锅(里面放 10 种以上的食物)、50 克左右的红豆焖饭或薏苡仁饭;晚饭为汆萝卜丝鲫鱼丸子、小米粥。此外,还会额外加些水果和酸奶等零食。首长们吃的每样菜都很少,但种类多,摄入的营养自然比较全面。

曾煦媛还介绍说:首长们除一顿正餐吃到七成饱外,还会在上午 10 点左右和下午 3 点左右补充一些零食。比如上午吃一小碗银耳莲子羹或麦麸,下午则喝半杯酸奶,吃上几粒坚果。坚果含有丰富的蛋白质,对癌症、心脑血管病都有一定的预防作用。

### 5. 蒸、煮、焖、拌

至于对食物的烹饪方法应以蒸、煮、焖和拌为主。选择这些烹饪方法自然是为了减少营养流失,保证低脂饮食。当然,也并非完全没有炸和炒,可以每星期吃上一次,毕竟这样做出来的菜还是好吃,但

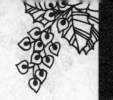

要少吃。当然,不管使用哪种烹饪方法,低盐、低脂、高膳食纤维是食谱中必须遵守的原则。

**6. 膳食合理**

世界卫生组织(WHO)近年对影响人类健康的众多因素进行了评估,结果表明:遗传因素居首位,占15%,膳食营养因素的影响仅次于遗传,为13%,远高于8%的医疗因素。著名的维多利亚宣言提出健康生活方式的四大基石,即"合理膳食、适当运动、戒烟限酒、心理平衡",居于首位的就是合理膳食。

(1)什么是膳食合理:把各种食物合理搭配才能保质保量地供给人体充足和全面的营养,就是"平衡膳食",也可以说是膳食合理。

"一把蔬菜一把豆,一个鸡蛋加点肉,五谷杂粮要吃够"。这在一定意义上体现了膳食平衡的思想。人体对不同的营养素需要量相差极大,而食物间的千差万别,要求必须做到膳食平衡,才能营养全面。简单的不偏食、不挑食,已经不能满足公众对营养的需求。专家认为,在营养和健康上,有知识比有钱重要。许多疾病的根源在于生活方式。生活方式是多方面的,并不单单是如何吃,更重要的是食物的营养组成是什么样的,它的结构和比例,包括是不是过量,是不是缺乏。一些营养素可能是过量的,如果吃得多,就有可能导致心血管病等慢性病。

(2)平衡膳食的根本立足点:吃饭人人都会,但如果吃得不科学,每个人仅根据自己的爱好,爱吃什么就猛吃一通,不爱吃就一口不进,养成这样的习惯,极易引发心脑血管等慢性病。所以,面对成百上千种食物,不能轻易地说"这种食物特别好"、"那种食物特别坏"、"某种食物吃不得"等,如有人每天吃一大碗红烧肉,结果得了心脏病,那就不能说这个肉不好,只能说吃得不合理。因为进食的主动权掌握在自己手里。所以,说哪一样食物是最好的食物是不正确的,不全面。人们需要做的是了解人体的营养需求,再来看哪些食物搭配可以满足这种需求,这就是平衡膳食的根本立足点。

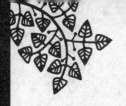

（3）平衡膳食的原则：专家对世界5个最长寿地区＊的老人们，研究他们饮食的共同特点是：只吃自己需要的食物，多余的食物一概不吃。

简而言之，他们的饮食很有营养而热能很低。他们吃的相当数量的食物都是新鲜的、天然的，比如水果、蔬菜和全谷类食物，这些食物含有丰富的维生素、无机盐、蛋白质、纤维素和有益脂肪；而像肉类和奶酪之类的饱和脂肪酸吃得很少，经过精加工的糖类（如白面和大米）也吃得很少，因为它们既缺乏营养，所含热能又高；所以说，世界最长寿的人群，都只吃他们需要的食物，多余的一概不吃。这种饮食方法被研究长寿的科学家称作"高营养、低热能"饮食，或叫"不含热能"饮食。这是平衡膳食的原则。

高营养、低热能的饮食可以从各方面促进健康，它可以提高肝的排毒能力，增强荷尔蒙功能，帮助肾提高净化血液的能力，抑制骨质疏松，还能增强结缔组织的连接程度（皱纹是衰老的表现）。吃低热能食物的人看起来更年轻、更敏捷、更健美。

高营养、低热能的饮食，不但可以限制自由基产生的数量，而且很多种食物，如水果、蔬菜、全谷类粮食中，都会有很丰富的抗氧化物质，能够中和自由基的负面影响，起到一举两得的效果。

# 四、合理营养防病保健

## 1. 摄入热能平衡最重要

心脏病、心脑血管病、糖尿病和肥胖等常被人们冠以富贵病的美称。引起富贵病的原因多种多样，但归结到一点，热能摄入超标是主

---

＊ 世界上5个最长寿地区是：冲绳——日本的一个岛屿；凯姆波蒂迈勒——意大利南部的一个村庄；西米——希腊的一个岛屿；罕沙——巴基斯坦西北部的一个山谷；巴马——中国广西的一个县城。

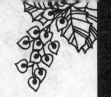

要诱因。曾任美国国家卫生署预防及治疗肥胖特别小组成员、美国著名肥胖研究专家弗尔特博士曾指出:"导致肥胖有多种原因,主要是遗传、不良饮食结构和不健康的生活方式共同作用的结果。其中,后两者更是起了决定性作用。"

糖类、脂肪、蛋白质这三种营养素均能为机体提供热能,称为热能营养素。当热能营养素提供的总热能与机体消耗的能量平衡时,三种热能营养素分别给机体提供的热能为:糖类占 60%～70%,脂肪占 20%～25%,蛋白质占 10%～15%时,各自的特殊作用发挥并互相起到促进和保护的作用,这种总热能平衡,热能比例(或热能营养素摄入量的比例)也平衡的情况称为热能营养素构成平衡。如果每个人每天摄入食物中所含的热能大于机体的消耗量,多余这部分热能就会以脂肪的形式储存在体内,久而久之,这个人的体重就可能超过正常的体重标准,将引起肥胖、高血压和心脏病等。

弗尔特博士说:"没有不好的食物,只有不合理的膳食习惯。能否保持健康的关键在于是否做到了均衡饮食和适量的运动。"因此,控制热能并非单纯摄入或杜绝某一类食物的摄入,而是在了解自己营养需求的基础上,对各类饮食资源进行"合理配置"。

### 2. 限盐少油补钙防高血压

盐是诱发高血压的元凶。因此,为了预防血压升高,控制食物中盐的摄入量自然首当其冲。世界卫生组织建议,每人每天盐摄入量最好在 5 克以下,这个量包括烹调用盐及其他食物中所含钠折合成食盐总量。除了限盐外,还应限制脂肪的摄入,因为油脂摄入过量导致的血脂升高和血压升高密不可分。

另外,还应适量补充钙和维生素 D。这两种营养素不仅对骨骼健康大有裨益,其实对于控制血压也同样有效。由于中国人普遍无法从膳食中获得足够的钙,因此最好的方式就是补充钙-维生素 D 合剂。

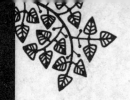

### 3. 多摄取一点健康脂肪防高血脂

很多人以为高血脂是吃油多导致的,所以为了避免血脂升高,凡是带点儿油的东西都不去沾。这种想法过于片面,毕竟油有好坏之分。首先,"坏胆固醇"含量高的五花肉、香肠、腊肉、动物油等应限制食用。其次,多吃含有"好胆固醇"的坚果、深海鱼、大豆、橄榄油等。这些健康的油脂,不仅可以降低坏胆固醇对人体的危害,还可以成为维生素 A、维生素 D、维生素 E 等人体必需营养素的载体。除正常饮食外,还可以适当补充些深海鱼油胶囊,小麦胚芽油胶囊,天然类胡萝卜素胶囊等。

### 4. 把住血糖生成指数防高血糖

加拿大多伦多大学的靳克斯博士对 66 种食物进行了实验,结果发现食物与血糖之间的关系,得出了令人吃惊的结论:

(1)白面包比白糖更容易升高血糖水平。

(2)大多数含糖食品,如糖果、冰激凌等,并不像人们想象的那样迅速升高血糖。

世界卫生组织的报告指出:"人的健康长寿,15%取决于遗传,10%取决于社会条件,7%取决于自然环境,8%取决于医疗条件,60%取决于生活方式。"也就是说,人体健康有 1/3 的因素是不可控的,而另外 2/3,则完全掌握在自己手中。就是在医学技术发展的今天,专家们仍苦口婆心地劝说人们要改变观念,改变现有不正常、不科学的生活方式,以预防各种疾病,尤其是"富贵病"的发生。

# 五、东方饮食的健康优势

### 1. 植物性食物为主,讲求平衡

中国工程院院士、中国疾病预防控制中心陈君石研究员曾表示,越来越多的研究表明,以植物性食物为主的膳食结构比起"肉类当

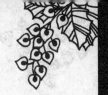

家"的西方饮食更加均衡健康,目前已成为全世界推崇的典范。

植物性膳食结构有其无法取代的优点,如脂肪摄入少、胆固醇低、膳食纤维丰富,可预防高脂血症、结肠癌等疾病的发生。在二十多年前,"吃肉"还是许多中国人生活富足的象征,而西方先进的营养学研究却赋予东方植物性膳食均衡、健康的美名。

### 2. 主食"要粗而杂"

两千多年前在《黄帝内经》中就有记载:五谷为养,五果为助,五畜为益,五菜为充。1997 年中国营养学会通过的《中国居民膳食指南》第一条就是:"食物多样,谷类为主。"可见,谷类在人们的膳食结构中是排在前位的。

以前,人们总认为米、面都是越白越好。可是随着科学的发展,人们发现粮食在未被加工的时候,有着惊人的防病"功力",粳米、荞麦这些不起眼的粗粮重新受到关注。除了"吃得粗"外,"吃得杂"也是东方饮食的另一大优势。陈君石院士就食品安全问题接受记者采访时曾表示,面对层出不穷的食品安全隐患,保证"食物多样性"是一个很好的自我保护手段。如果一个人每天只吃几种食物,一旦有一样出了问题,健康受到威胁的几率就会比较大;如果每天吃几十种食物,这种风险就自然而然被"稀释"掉了。

### 3. 大豆征服整个世界

在中国人的食谱上,大豆制品可以说是最平常的一种食物,什么豆腐、豆干、素鸡、豆腐泡、百页(千张)、豆浆、豆芽等豆制品琳琅满目,特别在城镇居民餐桌上几乎每天可见。大量研究证实,大豆中至少有 5 种物质具有防癌功效。因此,美国学者也认为,要预防癌症,最需要的不是先进的治疗方法,而是彻底改变饮食习惯,并提倡美国人每天吃大豆食品。

中国营养学会秘书长、中国疾病预防控制中心食物营养评价室主任杨月欣介绍说,大豆的营养成分非常丰富,是一种理想的优质植

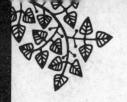

物蛋白食物。但在西方，大豆和大豆制品的消费量，却一直不高，直到近些年，一些以大豆提取物为卖点的保健品才开始受到大众关注。

# 六、中国传统膳食的特点

### 1. 以主食为主

中国传统膳食 * 的中餐有主副食之分，而西餐没有，中国人认为"得谷者昌，失谷者亡"，"食五谷治百病，米粥饭暖胃养气"。所以，中国营养学家认为拒绝主食等于慢性自杀。

### 2. 草能食者为蔬

中国人非常重视蔬菜对健康的作用，《尔雅》上说"草能食者为蔬"。什么叫菜字，菜字不就是采草吗？而蔬者，"疏通壅滞也"，蔬菜为什么有疏通的作用，首先是蔬菜能通便，它能疏通肠道的壅滞；此外，由于蔬菜中还含有大量形形色色的具有抗氧化功能的生物活性物质，所以机体内的壅滞它必能够疏通。为迎接 2008 年奥运会，北京农业科学院蔬菜研究所在北京郊区的基地种了 168 种蔬菜。

### 3. 可一月无肉，不可一日无豆

中餐特别重视豆类食品的保健功能。中华民族的祖训："可一月无肉，不可一日无豆"反映出豆类和豆制品等食品在中国传统膳食中的重要地位。中国的古人发明了豆腐，而"青菜豆腐保平安"的民谚恰巧指出了豆腐在保证人体健康中发挥的重要作用。

### 4. 拒绝面包

中国古代的先贤从西方接受了小麦，但是拒绝了面包。为什么呢？中国人始终坚持了低温烹饪的原则，像米饭、粥、馒头、饺子等都

---

* 引自 2007 年 3 月 23 日《青岛老年生活报》第 4 版"开门七件事"中国版的"身土不二"一文。

是在水环境中烹饪的,都是在 100℃ 左右的环境中完成的。所以,更加安全,而欧洲所有的家庭都备有烤箱,烤箱一烤东西就是 180℃ 以上,在这样的温度下糖类(碳水化合物)必然要产生天然副产物——丙烯酰胺。中餐的爆炒菜肴,别看火大,它却存在温度梯度,只是表面温度高,满足了杀菌的需要,而内部的温度并不高,菜里面许多抗氧化剂等生物活性物质没有受到损失,这就是中国烹饪的神秘所在,也是中国人为什么如此健康、智慧的一个重要原因。

# 七、全球推崇东方饮食

## 1. 像亚洲人一样饮食

长时间来,欧美男性的前列腺癌患病率比中国、日本高的主要原因,人们一直认为是由于人种的不同。但越来越多的证据表明,东西方饮食结构的不同才是关键原因,少吃红肉,多吃豆类和蔬菜是远离前列腺癌的秘诀。

德国一教授通过长期研究发现,目前防治前列腺疾病的最佳方法是"像亚洲人一样饮食"。美国也曾做过一次针对不同族群前列腺癌发病的调查,发现饮食习惯中油脂类摄取量较低族群前列腺癌的患病率也相对较低,而且差距高达 20 倍。

## 2. 按中国方式烹调

中国一记者曾在德国一超市看到水灵灵的白菜、茄子、扁豆等蔬菜被包装成小盒子,酱油、甜酸酱、醋整齐摆放着,还有香料、水果罐头等,应有尽有。

德国一位高层管理人员埃琳达博士曾向中国记者介绍德国做东方食品的典型例子:切得细细碎碎的肉和蔬菜放入油锅翻炒,加上酱料,然后放在米饭上面。这些菜的材料都是德国人熟悉的,像白菜和蘑菇,只不过处理方法不同。

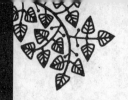

一位中国记者曾在法国朋友家吃过这样的春卷:将豆芽、粉丝、虾仁等裹在春卷皮里,外面再包上一层蔬菜蘸酱吃,味道非常可口。

### 3. 世界癌症基金会的九条餐饮建议

研究认为,饮食不当是导致癌症发生的一大原因,改变膳食结构,注意饮食安全,可以预防和避免50%的乳腺癌,75%的胃癌,75%的结肠癌等恶性肿瘤。世界癌症研究基金会曾在出版的《膳食、营养与癌症的预防》一书中,从饮食结构方面提出了一系列意见和建议,强调食品的选择和搭配,提醒人们在注意营养的同时,还要注意营养要素的合理组合,这些意见和建议科学合理,可操作性很强。

(1)选择植物性食物为主:选择植物性食物为主的膳食结构,有利于摒弃过多的摄入动物性脂肪,平时多吃蔬菜、水果、豆类,以及粗加工的主食,不管是什么季节,应该坚持每天食用400～800克蔬菜、水果,这些食物不仅有利于心脑血管,也有利于预防癌症的发生。

具体食用时,尽量采购新鲜蔬菜、水果,以及薯类和谷类食品,食物应以这些为主。平衡各种食物摄入的比例,植物性食物应该占1/3以上。同时,饭前、饭后都可以吃些水果,如橘子、苹果、香蕉等,并减少主食的摄入量;尽量少吃甚至不吃高脂肪、高糖、高盐的炸薯条、饼干,以及含铅量超标的爆米花。

(2)淀粉类食物不可或缺:每个成年人,在每天所进食物中,应该包括600～800克谷物、豆类、植物根茎类食物。食不厌精在某种意义上说是错误的,不要过于求精,粗加工即可,这样可以最大限度的保护植物性食物中的纤维素。要适当限制糖的摄入量,因为糖易导致人发胖。

要按照摄入的淀粉类食物的量,制定一个合理的食谱,分配到一日三餐之中,如早餐喝牛奶,吃全麦面包,或者喝粥吃馒头,外加小菜;午餐吃米饭或面食为主,适当食用菜肴;晚餐本着少吃的原则,可以喝粥,如八宝粥外加蔬菜等。晚上应忌暴饮暴食,不仅影响休息,而且还是导致脂肪积累的主要因素。

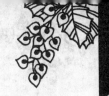

（3）饮酒与人体健康：李时珍指出："过饮败胃伤胆，丧心损寿，甚则黑肠腐胃而死。"唐代名医孙思邈也告诫嗜酒者："久饮酒者烂肠胃，溃髓蒸筋，伤神损寿。"

为利于人体健康，喝酒就要控制一个量。人体肝脏每天能代谢的酒精约为每千克体重 1 克。一个 60 千克体重的健康成年人每天允许饮入的酒精量应在 60 克以下，低于 60 千克体重的人应酌量减少，最好掌握在 45 克左右。每天可摄入的成品酒分别为：60℃白酒 50 毫升，啤酒 1 000 毫升，威士忌 250 毫升或红葡萄酒 2～3 小杯。酒喝多了，血液中酒精的含量不一，神态各异：

①饮酒量不同，人的神形状态*各异。饮白酒 25～50 毫升，人体血液中酒精含量为万分之二，此时饮者神清气爽，有欣快感。如果继续喝，血中酒精浓度达到万分之四时，就出现了酒后吐真言、兴奋多语，喜欢显示、展示自己的孔雀状态。

因酒能壮胆，故接着喝，喝到血中酒精浓度达到万分之八时，饮者自觉力大无比，出现狮子状态。

再接着喝，喝到血中酒精浓度达万分之十二时，是酒后误事期，此时饮者自控力降低了，因为酒精中毒之后，人的高级神经活动都被抑制了，而低级神经活动全兴奋起来了，就出现了上蹿下跳的猴子状态。

如果再继续喝，喝到血中酒精浓度达到万分之十六以上，就发生了思维混乱，困倦的狗熊状态，也就是醉酒状态，倒头就睡觉了。

②造成中年早逝的"危险三联征"。所谓的"危险三联征"就是"饱食"、"酗酒"、"激动"。就其中的"酗酒"而言，因为吸收的酒精可促使动脉粥样硬化的斑块表层破裂，其脂质内容物释放后，几分钟内就能吸引大量血小板聚集，形成"白色血栓"；继而红细胞聚集，形成红色血栓；使直径 2～3.5 毫米的冠状动脉迅速变得狭窄，甚至栓塞，

* 引自 2007 年 3 月 23 日《青岛老年生活报》第四版。

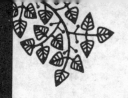

从而诱发心绞痛与急性心肌梗死。

宋代著名爱国词人辛弃疾曾对酒而发说："物无美恶，过则为灾！"所以希望嗜酒的人们一定要记住这句话，掌握好度，喝到比较好的状态，最多到孔雀状态就该结束了。

③健康饮酒。元代名医忽思慧说："酒味甘辛，大热有毒，主行药势，杀百邪，通血脉，厚胃肠，消忧愁，少饮为佳。"

现代医学认为，酒的效应对人有益还是有害，取决于"量"的大小。多少"酒量"为合适？多数人主张每天饮60℃白酒不超过25毫升，即半两；黄酒、果酒不超过50毫升，即1两；啤酒不超过300毫升，即6两。要做到喝酒不伤人，专家指出，喝酒时要慢慢地喝，这是因为肝脏每小时只能处理8毫升酒精；喝酒的时间最好在下午2点以后较安全。因为上午几小时，胃分解酒精的能力低，会使血液中的酒精浓度升高，对肝、脑等器官易造成伤害。另外，空腹、睡前、感冒或情绪激动时也不宜饮酒，尤其是白酒，以免心血管受损害。喝酒的最晚时间不要超过晚上11点。经常喝酒的人，饮食要高蛋白低热能，多吃水果蔬菜，特别是酒后多吃水果，有一定的解酒作用。

喝酒时不能饮用混合类，如喝白酒掺入果酒等，因不同酒质原料的化学变化更易伤害脑神经。再就是酒后不宜饮用过量的浓茶。浓茶影响脂肪和蛋白质的吸收，并刺激大脑神经，加重酒精对大脑细胞的损害。

④糖尿病与酒。酒对糖尿病患者来说，是禁饮之品，酒中所含的酒精在人体内会产生大量热能，而长期饮酒对肝脏也不利，并容易使血中三酰甘油升高。酒对服用优降糖、氯磺丙脲等磺脲类药物的患者，会产生心慌、气短、面颊潮红等不良反应；对使用胰岛素的糖尿病患者，如空腹饮酒会引起低血糖。糖尿病患者的血管硬化及高血压病患病率高，发病年龄早，病情发展快，长期饮酒会加速其提前发生和发展，对人体产生不利的影响。

⑤饮酒与癌症。瑞典医学研究会提出的一项研究报告认为，过

量饮酒会诱发癌症。报告认为每天喝1～2杯酒对健康是有益的。不光是喝葡萄酒,喝其他酒也有益。因为都是酒精(乙醇)在起作用,同不饮酒的人相比,适量饮酒的人患心血管疾病的危险性可减少1/3。饮酒时男女皆宜,特别是对50岁以上的人。

报告同时警告人们饮酒不能过量。如果一天饮的酒中的酒精超过10克,则患癌症的危险性会增大。10克酒精相当于30毫升40°白酒或120毫升葡萄酒。报告指出,酒精同口腔癌、咽喉癌、气管癌、食管癌、肝癌有明显关系,同乳腺癌可能也有关系,饮酒时吸烟者的鼻咽癌、喉癌的发生率要比不饮酒者高得多。报告认为,约75%的头部和颈部癌症是由饮酒和吸烟造成的,在全部癌症中约3%是由饮酒引起的。

(4)少吃肉类食品:如今肉类食品供应充足,不少人喜欢吃肉,但应适当控制,每天摄入各种红色的肉,即猪肉、牛肉、羊肉的总量最好控制在100克以内,肉类食品最好选择鸡肉、鸭肉或鹅肉,而这些最好是在自然状态下放养的,当然吃鱼最好。所以现在流行说:吃四条腿的不如两条腿的;吃两条腿的不如吃没有腿的。

当然,并非说每天都要吃肉,而要多吃水果、蔬菜、谷物,尤其是应该多吃一些富含维生素和微量元素的豆类。

(5)限制脂肪的摄入:做菜时选择植物油,并控制用量,限制高脂肪,特别是动物脂肪的摄入量,健康饮食要求将脂肪的总消耗量减少到低于摄入总热能的25%。

具体讲就是少吃油炸食品,烹调时油脂的量要低于食谱的标准,因为食谱一般不考虑脂肪的摄入量,而是考虑是否色香味美。食用家禽时要把皮质剥掉,同时去掉能够看得见的脂肪。食用奶制品时,应选择低脂肪奶制品。

(6)尽量少吃盐:我国北方人的食盐摄入量普遍高于南方,这是和北方的寒冷而漫长的冬季有关。另外,北方人吃腌制的食品比较多,人均每天摄入食盐量达16克,少数地区甚至高达20克,养成了口味重

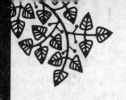

的不良习惯。摄入过量盐容易导致高血压,引发心脑血管疾病。

世界卫生组织(WHO)推荐:每人每天摄入食盐的量为 5 克,我国推荐为每天 6 克;成人每天所需碘的量为 100 微克。若每天吃盐 5 克,可摄入 180 微克碘,故可保证人体对碘的生理需要量。为减少食盐摄入量,同时又能满足口重人员的口感,可将盐瓶放在餐桌上,做菜时暂不放盐,等菜肴端上桌后再放盐,这时盐主要附着于食物和菜肴的表面,还来不及渗入其内部,但吃起来咸味已够,与先放很多盐的口感一样。

(7)食物的贮藏时间不宜过长:食物贮藏时间过长,会引起食物霉变或腐烂。这种腐烂、变质的食物食用后不仅容易引起胃肠道疾病,长期食用也会导致癌症的发生。如长期食用霉变的玉米、花生易导致肝癌,因为霉变的玉米、花生中含有致癌物质黄曲霉素。

对此,首先不能在常温下贮藏易腐烂变质的食物,否则,会把受真菌感染的食物吃下肚,引发疾病。另外,在冰箱内冷冻贮存的食品也不宜时间过长,最好不要超过 3 个月,否则也有变质或变味的可能。

(8)注意食品中的添加剂、污染物及残留物:我国对食品添加剂、残留的农药和其他化学污染均有严格的检测标准,但实践证明,有关生产厂家或商家往往不会严格执行。食品中的添加剂、残留的农药及其他污染物如长期摄入,同样会具有致癌的危险性。所以在购买食品时,最好选购有"绿色食品"标志的水果、蔬菜;买回来的水果蔬菜最好先浸泡 30 分钟后再食用。

(9)注意食物烹制:用烟熏,或用旺火烤的食物,或用油煎、炸的食物,在其表面都会产生致癌化合物苯并芘等,腌制类食物也有类似的问题。为此,应减少熏、炸、煎和腌肉的食用量,烹调中避免把食物烧焦,如果烧焦,食前应除掉烧焦的部分;如果喜欢吃烤肉,可用铝箔包好再烤,以免食物直接接触旺火,这样既可以享受野餐味,又减少损害健康的危险。

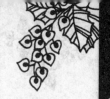

# 八、世界卫生组织公布的健康食品*

### 1. 蔬菜十三鲜

香甜的红薯里含有丰富的纤维、钾、铁和维生素 $B_6$,不仅能防止衰老、预防动脉硬化,还是抗癌能手,所以被选为蔬菜之首,北京市食品研究所张嘉芷教授说,日常饮食讲究酸碱搭配,健康人体液的 pH 值要达到 7.3 左右,而人们平时吃的肉类几乎都是酸性食品,所以要和碱性食物搭配在一起吃,蔬菜中的圆白菜、芹菜、胡萝卜等几种就是碱性食品。另外 9 种是芦笋、花椰菜、茄子、甜菜、荠菜、苤蓝菜、金针菇、雪里蕻和大白菜。

### 2. 九种水果香甜可口

头号水果就是木瓜,虽然富含维生素 C 的橘子、柑子也入选了,但木瓜里的维生素 C 却远远多于橘子的含量,而且木瓜还有助于消化人体内难以吸收的肉类,能防止胃溃疡。肉甜汁美的草莓不但汁水充足,对人体健康还有极大好处。此外,猕猴桃、芒果、杏、柿子、西瓜等香甜多汁的水果也跻身于最佳食品之列。

### 3. 荤菜吃出名堂

上榜的最佳肉食当数鹅肉、鸭肉和鸡肉。这三种肉的化学结构很接近橄榄油,对心脏有好处,尤其是中老年人,不妨多吃一点儿。鸡肉是公认的"蛋白质的最佳来源",老人、孩子需要及时补充。

### 4. 健脑巧吃零食

评出的最佳护脑的食品,还有不少可以当零食吃。蔬菜中有菠菜、韭菜、南瓜、葱、花椰菜、菜椒、豌豆、西红柿、胡萝卜、小青菜、蒜薹、芹菜。此外核桃、花生、开心果、腰果、松子、杏仁、大豆壳等类零

* 引自 2007 年 3 月 22 日《老年文摘报》。

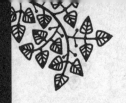

食对脑子也很有好处。

# 九、外国专家推荐的长寿食品

### 1. 美国医学博士皮瑞肯推荐的 10 种长寿食品 *

美国医学博士皮瑞肯在他风靡全美的畅销著作《皮瑞肯的承诺——年轻长寿之道》里,向人们推荐了 10 种长寿食品,或者说 10 种"超级食品"。

(1)爱莎伊(Acai):爱莎伊是一种棕榈树的果实,它野生于巴西热带雨林中。研究显示,这种小果子是世界上最有营养和热能的食物之一。专家指出,爱莎伊中含有高浓缩的抗氧化成分,可以帮助维护心血管和消化系统的健康。

(2)葱属植物:葱属植物包括大蒜、葱、洋葱及其他葱类。葱类植物含有一种特殊辛辣的成分,可刺激人体生成谷胱甘肽。谷胱甘肽是肝脏中最有效的抗氧化剂,可帮助肝脏提高解毒能力,排除致癌物质。

(3)大麦:大麦含有大量的可溶性和不可溶性纤维。可溶性纤维可帮助身体对脂肪、胆固醇和糖类的新陈代谢,并降低胆固醇;不可溶性纤维有助于消化系统的健康并预防癌症。

(4)藻类食品:藻类食品能降低胆固醇、血压,提高免疫力和预防癌症。

(5)荞麦:荞麦比大米、小麦、小米等所含的蛋白质更多,其中高含量的氨基酸还能有效地降低胆固醇、控制血糖。其中的类黄酮对血液循环和心脏健康都有好处,被称为补血食品。

荞麦还可利耳目、降气、健胃,能治疗痢疾、咳嗽、水肿、喘息、烧

---

* 引自 2006 年 11 月 5 日《环球时报·生命周刊》。

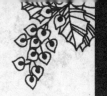

伤等疾病。

荞麦食品一次不可吃得过多,否则会造成消化不良。肿瘤患者要忌食,否则会加重病情。荞麦不宜与猪肉同食。

(6)豆类:豆类中含有丰富的蛋白质,只要和谷类食物合用,便可提供人体所需的全部氨基酸。

大豆号称"营养之花,豆中之王",营养成分全面,物美价廉,堪称最佳健康食品。所谓大豆一般是指黄豆、青豆、黑豆,杂豆则指赤豆、绿豆、豌豆等。

大豆富含蛋白质、卵磷脂、亚油酸、磷脂、皂苷、维生素 E、纤维素、植物性雌激素(大豆异黄铜)等。生物利用率及营养价值与动物蛋白相当,含人体全部必需氨基酸。豆类食物具有下列保健功能:

①调节血脂,防动脉硬化。大豆蛋白(量多质优)不含胆固醇,抑制小肠对胆固醇的吸收,降胆固醇,对预防高血压及动脉硬化有利。富含的亚油酸、维生素 E、卵磷脂、皂苷等均有一定的降胆固醇、预防动脉硬化作用。

②健脑益智。防老年性痴呆,尤其是大豆卵磷脂及大豆磷脂。

③防癌。有关专家认为,大豆异黄酮具有防癌功效,至少有 5 种防癌物质,如异黄酮、皂苷、蛋白抑制剂、肌醇六磷酸酶、植物固醇,尤其对乳腺癌的预防有益。

豆制品是我国传统美食,不但有效地保留了大豆的营养成分,而且易吸收消化,是老年人、肠胃不好者的理想食物。这些豆制品含糖类很少,很适合作为糖尿病患者和脂肪肝及肥胖者的减肥食品。

其他豆类也有一定特点:如红小豆自古就是解毒利水良药。《现代实用中药》一书中就有:用红小豆同带衣花生、谷麦芽、红枣煮服治水肿的记载;绿豆为清暑解毒之良药,有"粮食中的绿色珍珠"等美称。

大豆含植物型雌激素,可调节女性内分泌功能,对肿瘤基因及其细菌增长活性也有抑制作用,可减轻妇女更年期综合征等。

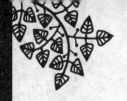

据报道，美国把每年的 8 月 15 日定为豆腐节，掀起一股吃豆腐的流行热。

（7）辣椒：辣椒富含维生素 C、辣椒素，含有的芳香物质可促使人体分泌一种"幸福激素"，使人精神振奋。

辣椒所含的辣椒素不光给人以味觉上的刺激，还具备抗感染、止痛、防癌的功效，并对心脏健康有着更重要的作用。

辣椒性太热，可以健胃、助消化，促进血液循环，继而发汗，使皮肤的水分蒸发，消耗一定的热能，调整和促进人体排水功能。用辣椒和生姜熬汤喝，能治疗风寒感冒，对于兼有消化不良的患者尤为适宜。

辣椒对人体有强烈的刺激性，所以应注意适量食用。食管炎、胃肠炎、胃溃疡、痔疮、火眼、牙痛、喉痛、咯血、疮疖等火热病症患者，或阴虚火旺的高血压病、肺结核病患者，应慎食辣椒。

居住在潮湿环境的人，适当吃些辣椒，对预防风湿病和冻伤有好处。

（8）坚果：坚果是食物的果仁和果种，其中含有大量的抗氧化剂和抗炎症元素。坚果还可以让人的心脏更健康，还能起到抗癌的作用。

（9）豆芽：豆芽中含有高量、集中的酶，这些酶使豆芽比成熟的豆类更易消化。豆芽中还含有丰富的抗氧化剂，可延缓衰老。

据研究，具有延年益寿功效的 10 种食品中，排在第一位的是黄豆和黄豆芽，排在第六位的是绿豆和绿豆芽。所有的豆芽中，黄豆芽的营养价值最高。人吃豆芽后，能减少体内乳酸堆积，消除疲劳。最重要的是黄豆芽中的叶绿素能起到预防直肠癌等多种消化道恶性肿瘤的作用。另外，绿豆芽具有很多的药用价值，中医认为，绿豆芽性凉味甘，不仅能清暑热，通经脉，解诸毒，还能补肾、利尿、消肿、滋阴壮阳，调五脏、美肌肤、利湿热，适用于湿热郁滞、食少体倦、热病烦渴、大便秘结、小便不利、目赤肿痛、口鼻生疮等患者，还能降血脂和软化

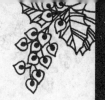

血管。

(10)酸奶：专家指出，酸奶中含有大量乳酸、醋酸等有机酸，它们不仅赋予酸奶清爽的酸味，还帮助形成细嫩的凝乳，抑制有害微生物的繁殖。同时，使肠道的碱性降低，酸性增加，促进胃肠蠕动和消化液的分泌。最新研究还发现，酸奶还具有减轻辐射损伤、抑制辐射引起淋巴细胞数目下降的作用。

①常喝酸奶，对人体的4大好处

●预防骨质疏松。美国纽约海伦-海丝医院的骨科主任杰瑞·尼维斯博士指出，充足的营养成分在预防和治疗骨质疏松上起到了关键作用，而钙、维生素D等微量元素最为关键。而奶制品所提供的维生素D非常多，并且把钙元素和维生素D结合在一起，对骨骼的好处更明显了。

●降低血压。美国哈佛大学公共卫生学院流行病学研究员艾尔瓦罗·阿良索博士介绍说，研究发现，在那些每天饮用200～300毫升酸奶的人中，高血压的发病危险比那些不喝的人降低了50%。

●提高免疫力。含有大量活性菌的酸奶可以帮助改善乳糖不耐受、便秘、腹泻、肠炎、幽门螺杆菌感染等病症。

●预防妇科感染。对于患有糖尿病的女性来说，阴道酵母菌感染是普遍问题。一项较小的研究发现，糖尿病女性患者慢性酵母菌感染，只要每天饮用200毫升甜味酸奶，就可以使阴道pH值从6.0降至4.0(正常值为4.0～4.5)，并且酵母菌感染也有所减少。

②喝酸奶的学问

●保健专家认为，饭后两小时内饮用酸奶为最佳时机。人的胃液酸碱度的pH值通常为1.0～3.0之间，空腹时的pH值在2.0以下，而酸奶中活性乳酸菌生长的酸碱度pH值在5.4以上，如果在空腹时喝酸奶，乳酸菌很容易被胃酸杀死，其营养价值和保健作用就会大大减弱。如果在饭后喝酸奶，这时胃酸被稀释，pH值会上升到3.0～5.0，这种环境很适合乳酸菌的生长。

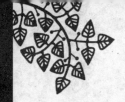

●酸奶不能加热喝。酸奶一经蒸煮加热后，所含的大量活性乳酸菌会被杀死，营养价值和保健功能便不存在，其物理性状也会发生改变，产生分离沉淀，酸奶特有的口味和口感都会消失。夏季饮用宜现买现喝，冬季可在室温条件下放置一定时间后再饮用。

●饮用酸奶后要用白开水漱口。对于儿童来说，喝完酸奶后如不进行漱口，酸奶中的某些菌种及所含的一定酸度，特别容易导致龋齿现象。

●不能用酸奶服药。特别是用酸奶服用氯霉素、红霉素等抗生素及磺胺类药物，以及服用治疗腹泻的一些药物。因为，这些药物同样会破坏或杀死酸奶中的乳酸菌。

③宜喝酸奶的人群

●年老体弱患者。酸奶中的乳酸菌能分解牛奶中乳糖形成的乳酸，使肠道趋于酸性，抑制在中性和碱性环境中生长繁殖的腐败菌，还能合成人体必需的 B 族维生素、叶酸和维生素 E 等营养物质，其本身又富含蛋白质和维生素 A，对年老体弱者十分有益。

●使用抗生素者。酸奶中含有活性的长分支杆菌，可使胃肠菌群失调重新获得平衡。

●动脉硬化和高血压病患者。酸奶中含有一种"牛奶因子"，有降低人体中血清胆固醇的作用。

●肿瘤病患者。酸奶中的双歧乳杆菌在发酵过程中产生醋酸、乳酸和甲酸，能起到防腐的作用。

意大利研究人员指出，多喝酸奶可减少人们患肝癌几率，如果每天饮用酸奶，患肝癌几率将比普通人减少 78%。肝癌患者的饮食原则是少吃多餐，饮用酸奶也是如此。解放军 302 医院中西医结合肝病科刘士敬医师建议，每天最好喝 2～3 次酸奶，每天饮用酸奶总量不超过 250 毫升。

④每天喝酸奶最多 250 毫升。有些人特别喜欢酸奶，往往在餐后大量喝酸奶，这可造成体重增加。因为饭后喝酸奶就过多摄入热能，

可引起体重上升。因此,除婴儿外,各类人群均可提倡每天饮用1～2杯酸奶(125～250毫升)为好,最好在饭后1小时到2小时饮用,可调节肠道菌群,对身体健康有利。

**2. 德国专家评出九大健康长寿食品** *

德国《焦点》杂志在2007年初曾公布了对人类健康最有益的10大食品排行榜,研究人员认为,常吃这些食品不仅能够补充人体所需的各种维生素和营养成分,还能起到增强体质、预防疾病、延年益寿的作用。

(1)苹果:苹果号称水果之王,营养价值高,是一种对人体健康非常有利的水果。美国《读者文摘》介绍10种水果,苹果排行第一。苹果具有八大功能:

①防治肺癌。苹果里含有可预防肺癌的黄酮类化合物,常吃苹果可减少肺癌的发病几率。

②及时清除体内垃圾。主要是排除体内多余的钾盐。

③防治动脉硬化。吃苹果能软化血管,维持正常血压。

④富含果酸。可稳定血糖,易饱而不易发胖。

⑤内含鞣质。预防肌肉、骨关节发炎。

⑥富含纤维素。促进肠蠕动,治便秘。

⑦硼,促大脑加快工作,协助大脑运作,只要微量即可协助预防骨质疏松症。

⑧钾,协助排水,减轻心脏负担。

专家曾对805人进行试验,得出的结果是65～84岁的人,每天吃1～2个苹果,犯心脏病的危险可减少一半,胆固醇可降低16%。

另外,每天吃1个苹果,可以大幅降低患老年痴呆症的风险。苹果含有的栎精不仅有消毒作用,还能阻止癌细胞的发展。苹果同时富含维生素C和维生素E、微量元素镁、钾、硼、锰,能提高人体免疫能

---

* 引自2007年2月份《老干部之家》杂志。

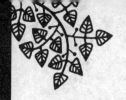

力,改善心血管功能。

(2)鱼:鱼是最理想的动物食品。关心心脏健康的人应当多吃点儿鱼,每周做3顿鱼菜或者每天吃上30克鱼肉,能使中风、心肌梗死风险降低50%,因为鱼肉富含脂肪酸(ω-3),能提高细胞膜活力。医学研究证明,经常吃鱼的日本人和爱斯基摩人与很少吃鱼的民族相比,得心血管疾病的比例要小得很多。

鱼肉中蛋白质83%~90%被吸收,鱼肉柔软可口,极适合老人和儿童食用。鱼肉成分中所特有的一种名为塔沃林[Taur(+)]的氨基酸可预防高血压,能够刺激、调节血糖的胰岛素的分泌。

墨鱼对妇女是理想的保健品,对经、孕、乳各期皆宜,有养血、通络、止血、催乳之功效。如白带过多,可用墨鱼两个,同猪瘦肉250克,切片炖熟,以食盐调味,每日1次,5日为1个疗程。对月经过少,闭经、子宫出血、产后缺奶,皆可做辅助治疗。

历代医学家认为:墨鱼性味甘咸、平,入肝肾二经,有滋肝肾、补血脉诸功效。墨鱼又叫乌贼鱼,味道鲜美,营养丰富,药用价值高,含蛋白质13%,而脂肪仅0.7%,炒、蒸、炖、煮等烹饪法皆可,宜适量常食。它还含磷、钙、锌、铁、镁、糖类、B族维生素等养分,是海洋奉献给人类的一种高蛋白、低脂肪的佳食良药。

吃鱼一定要配食蔬菜、豆制品。日本人主张吃全鱼(即连内脏一起吃),经常吃小鱼虾的人对长寿会更有利,因为鱼头、内脏有生命源物质。

(3)大蒜:《本草纲目》认为,大蒜有解毒、消炎、健脾的功效。现代科学证实大蒜的有效成分是大蒜素。1998~2000年,在全美保健品销售榜上,大蒜击败人参、银杏叶、鱼油等名列榜首,成为美国人保健防病的主要佳品。它具有四大主要保健功能:

①大蒜是一种天生广谱抗菌药(又称植物抗生素),尤以紫皮蒜含量最多,是一种挥发的油类物质,过分加热可被破坏,若用其杀菌生食为佳。可防治细菌、病毒、真菌等感染引起的多种疾病,是抗感

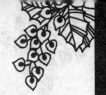

冒、预防和治疗腹泻的良药。因其抗菌广谱,因而有人称之为"地上长出的青霉素"。但其抗菌能力尚不能取代现有抗生素。

②大蒜有调节血脂功能。经常服用对防止血管硬化功效甚佳,它所含的大蒜精油,可溶解低密度脂蛋白胆固醇(LDL),维持高密度脂蛋白胆固醇(HDL)的含量。

③提高免疫力。我国援助非洲的防治艾滋病(AIDS)项目中,专家用大蒜素的药品,大大提高了患者的生存质量。

④有抗癌作用

●人称大蒜为抗癌之王。可抑制产生亚硝酸铵的细菌,所含维生素C均可阻断亚硝酸铵的形成,可防治消化系统癌及鼻咽癌。

●含硒多。硒为很强的抗氧化剂,可提高机体的免疫功能,防止维生素C缺乏,可对预防乳腺癌、结肠癌和前列腺癌有利。

●大蒜中的锗含量尤为丰富。锗是人体干扰素的催生剂,可诱发机体产生干扰素,提高免疫力而发挥抗癌作用,特别是对消化道癌,可谓是克星。台湾医生在对癌症患者化疗后,推荐服用大蒜。

大蒜生吃需切成薄片,放在空气中15分钟以上,使大蒜素充分与空气结合,然后生吃效果最佳。如加热食用,就失去了抗癌效果。

(4)草莓:草莓含有果糖、蔗糖、蛋白质、柠檬酸、苹果酸、水杨酸、氨基酸、钙、磷、铁、钾、锌、铬等无机盐,维生素C的含量非常丰富,营养成分容易被人体消化吸收,多吃也不易受凉或上火,是老少皆宜的健康食品。

草莓中含有的胡萝卜素是合成维生素A的重要物质,具有明目养肝的作用。草莓除了可预防坏血病外,对防治动脉硬化、冠心病也有较好的功效。

(5)胡萝卜:胡萝卜富含β-胡萝卜素,不仅能够保护基因结构,预防癌症,还能改善皮肤,增强视力。胡萝卜性温,能提供抵抗心脏病、中风、高血压及动脉粥样硬化所需的各种营养成分;能治疗夜盲症,并有助于肝脏排泄酒精;可使头发保持光泽、皮肤柔软,促进大脑

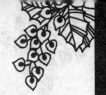
健康长寿食为本

第一章 饮食与健康长寿

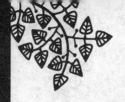

物质交换,增强记忆力。

生吃胡萝卜会损失90％的胡萝卜素,因为胡萝卜素只有溶解在油脂中才能被人体吸收。因此,烹调胡萝卜时要多放些油,或与肉同炖。胡萝卜切片用油炒,胡萝卜素的保存率为79％,切片油炸,保存率为81％,切片与肉同炖,保存率为95％。

在目前已经发现的20种维生素中,在胡萝卜里竟占一半以上,其中以胡萝卜素含量最多,被人体消化后能转变成维生素A,它能保证视紫红质的充分合成,对保护眼睛和治疗夜盲症有效,人称"养眼蔬菜",并有保护黏膜作用。

美国学者认为胡萝卜素是美容蔬菜(因其对头发、皮肤、黏膜有保护作用),还有润肤、展开皱纹、消除斑点的作用。

胡萝卜中含有丰富的赖氨酸,能促进儿童生长发育,对小儿发育成长有利,缺乏时,则有可能造成小儿软骨病。

(6)辣椒:红辣椒能促进新陈代谢,帮助减肥,辣椒素能刺激胃液分泌,防治肠胃中有害细菌的滋生。甜辣椒同样有益于健康,它富含维生素C,能够预防癌症和心血管疾病,延缓衰老。

(7)香蕉:香蕉含蛋白质、脂肪、糖类、钙、磷、铁、胡萝卜素、维生素等成分。

香蕉是糖类含量最高的水果,其含有的各种各样的微量元素,能阻止糖迅速进入血液,其中镁含量丰富,吃上一根香蕉就能满足人体24小时所需镁元素的1/6。

香蕉性寒,有润肺养阴、清热生津、润肠通便的作用。糖尿病患者进食香蕉可使尿糖相对降低,故对缓解病情大有益处。另外,香蕉可以缓解某些食物对胃黏膜的刺激,可以对胃溃疡有较好的预防效果。香蕉中的无机盐含量较多,这对水盐代谢的疾病极为有利。

(8)绿茶:绿茶中的茶多酚能阻断人体内致癌物亚硝基化合物的形成。其中绿茶的阻断作用最强,阻断率为90％以上,因而能降低发生癌症的危险。茶多酚具有抗辐射作用。茶叶中多酚类物质、脂

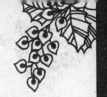

肪酸、维生素 A 的综合作用有防辐射功能。茶多酚还有防动脉硬化的作用。茶叶中茶多酚、茶色素可降低人体胆固醇及三酰甘油的含量,故对预防动脉硬化、降低血脂、预防心脑血管疾病有利。

绿茶中的氟有坚固牙齿、消灭菌斑(细菌、蛋白、糖的结合物)的作用;阻止细菌生长,氟与钙有很大的亲和力,能变成一种较难溶解于酸的"氟磷灰石",有预防龋齿及防酸作用。

绿茶的茶单宁有增强血管韧性和清除氧自由基等作用;能控制人体产生过氧化脂质,对脂肪酸、过氧化的抑制作用达 74%,大大超过维生素 E,故有延缓衰老的作用。

(9)牛奶:牛奶是主要营养食品,富含高蛋白质、易吸收的脂肪和乳糖。牛奶还富含钙,从小喝牛奶积聚的钙能在老年时预防骨质疏松,同时也是保障神经系统和肌肉骨骼正常功能所不可缺少的。

### 3. 英国专家推荐的十大健康食品

与德国专家的研究成果不同,英国专家曾推荐的十大健康食品是:黑米、鸡蛋、牛奶、菠菜、香蕉、鸡肉、鲑鳟鱼肉、黑果越橘、草药和大蒜。

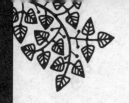

# 第二章　一日三餐合理搭配

会吃会喝，身体健康，不会吃不会喝，浑身是病。癌症与"吃"的关系千丝万缕。有资料表明，35％的癌症是"吃"出来的。油炸食品中含有大量丙烯酰胺，这种物质可导致基因突变，诱发癌症。长期吃高蛋白和高脂肪饮食会引起大肠癌、乳腺癌和胰腺癌。熏烤、腌制食品摄入过多，必会增加罹患癌症的风险。人们正是在吞食美味的同时，也吞进了"定时炸弹"，一旦爆发，后果严重。

如何才能管好嘴？最重要的一条就是膳食平衡。所谓膳食平衡主要是指粗、细粮平衡，主食与副食的平衡，荤素平衡，食物的酸碱平衡。做到了这几方面的平衡就做到了各种营养的平衡，就能促使身体处于健康状态。

在日常生活中，许多人仍然是"早餐马虎、中餐凑合、晚餐全家福"。科学的吃法应该是"早餐要吃好，午餐要吃饱，晚餐要吃少"。一日三餐的科学分配是根据每个人的生理状况和工作需要来决定的。按食量分配，如果每人每天吃 500 克主食的话，早、晚各应吃 150 克，中餐吃 200 克比较合适。可是，现实生活中有许多人不按这个比例安排一日三餐，有的是 2：4：4，有的甚至 1：4：5，晚餐吃得又饱又多，这对健康是有害无益的。

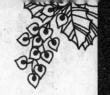

# 一、早　餐

## （一）吃早餐的利与不吃早餐的弊

### 1. 每日吃早餐的好处

（1）合理的早餐可避免代谢紊乱：美国研究人员发现，早餐吃得饱的人较少患肥胖症或糖尿病。因为吃早餐的人，发生胰岛素抵抗的可能性要降低 35％～50％。所以糖尿病的患病率也就一定会降低。研究发现，吃全谷类的食品能使胰岛素抵抗的发生率降低 15％左右，并且养成吃早餐的习惯，可帮助人们控制一天之内的饥饿感。

（2）早餐吃得好，可增强记忆力：加拿大多伦多大学一项新的研究认为，早上起来吃含热能高的早餐，无论是脂肪、蛋白质还是糖类，都能使人增强记忆力。研究人员将 22 名年龄为 61～79 岁的老人分成 4 组，其中 3 组分别吃含脂肪、蛋白质、糖类的早餐，第四组为对照组，吃含热能少的安慰剂早餐。结果发现，吃含热能多早餐的三组老人，在早餐后 15～60 分钟的记忆测验中，成绩都比对照组成绩好，而且吃糖类组成绩最好，吃脂肪组排第二。

（3）吃好早餐有助于消化：要想有健康的消化功能，最重要的前提是吃好早餐。如果不想吃早餐，或是吃早餐的时候胡乱对付一下，那势必会破坏肠胃之间的和谐。此外，晚餐过晚也会扰乱肠胃的蠕动节奏。

（4）丰富的早餐可提高免疫力：英国卡迪夫大学研究发现：一顿丰盛的早餐能支持免疫力系统使用细胞热能。此外，那些经常不吃早餐的人多半会更紧张，从而减弱免疫防御能力和增加受感染的机会。研究人员提出，营养搭配均衡的早餐一定要有下列食品：①新

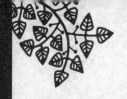

鲜水果或原味果汁。②低脂牛奶或酸奶、全谷类。③冷或热的麦片或全麦烤面包片。

(5)吃早餐的孩子更苗条：每天吃早餐更苗条，不吃早餐倒发胖。据美国《小儿科》杂志报道，美国明尼苏达大学公共卫生学院的一项新研究发现，与不吃早餐的孩子相比，有规律进食早餐的青少年体重更轻，饮食更多，身体更健康。研究人员经过5年研究发现，早餐越有规律的孩子，其体重指数越低。总是不吃早餐的孩子比每天吃早餐者平均体重高出1～1.5千克。研究负责人马克·皮雷拉表示，孩子经常吃早餐，特别是每天都吃早餐，其生活方式总体而言更健康。

**2. 不吃早餐的弊端**

(1)容易引起肠胃疾病：研究表明，上午8～12点是一天中的黄金工作时段，而经过一昼夜消化的肠胃特别需要补充营养。如果早上经常空腹，消化液的分泌就会减少和变得不正常，到中餐必然会狼吞虎咽，吃得较多、较快，就会引发肠胃疾病。

(2)容易得结石：长期不吃早餐就容易得结石。2007年11月27日青岛半岛都市报载文：烟台一名12岁男孩，近几年迷上了网络游戏，总是把妈妈给他的早餐钱用来玩网络游戏，不吃早餐，结果连续1个月被腹部隐痛、腹胀折腾得痛苦不堪，到医院手术，医生在孩子体内取出结石20余块，其中最大的结石直径为1.5厘米。

(3)促使心脏病发作和缺血性中风发生：加拿大的罗纳特·西夫克瓦博士对19名男士和10名女士实验者进行对照研究，发现未吃早餐者清晨β凝血球蛋白（β-TG）浓度平均增高2.5倍以上；进餐后，β-TG才降至正常水平，这表明经过一夜空腹后，血液中血小板活性增加，使血液黏稠度升高，血流缓慢，冠状动脉血流量减少，尤其是患有动脉硬化和心血管疾病的人，因粥样硬化斑块而狭窄的动脉，在血液黏稠度增加、血流缓慢状态下血栓容易形成，阻塞冠状动脉导致心脏病发作,阻塞脑血管引发缺血性中风。

因此,对动脉硬化和心脑血管疾病患者而言,进食早餐不仅是营养摄入的需要,还是预防心脏病发作和缺血性中风不容忽视的措施。

## (二)早餐要吃得好

人体经过一夜消化的肠胃也特别需要补充营养,早餐提供的维生素和无机盐,应占到每天所需量的1/3。如果早晨不充分摄取营养容易引起低血糖,身体就要动用本来留作应急用的储备营养原料,造成供能不足,发生眩晕、疲劳、注意力不集中等许多问题。所以,早餐不但要吃,而且要吃好。

所谓早餐要吃好的基本要求是:热能适当,蛋白质适量,糖类充足。应该吃脂肪含量低的食物,如瘦肉、鲜果或果汁,并喝一两杯咖啡或牛奶,可使人头脑灵活,反应敏捷。

理想的早餐要掌握3个要素,即就餐时间、营养量和主、副食平衡搭配。一般来说,早上7～8点钟吃早餐最为适宜,因为这时人的食欲最旺盛。早餐所需补充的热能及蛋白质,一般可由肉类、谷类、豆类食物提供。按成人计算:早餐的食量应在150～200克之间(糖尿病患者及老人除外),热能应为2 928.8千焦左右。例如,100克稀饭,100克馒头,主食为2 510.4千焦;再来1个卤鸡蛋,1份拌菜,副食为418.4千焦,共计2 928.8千焦左右,或者25克酱肉,25克豆制品,100克小烧饼,牛奶1袋或小米稀饭50克,拌小菜1份,这种全营养早餐的总热能达3 096.2千焦左右,足够一个健康成年人上午工作、学习所需要的热能。

### 1. 清晨第一口应选择的食物

很多人喜欢在清晨醒来后喝杯蔬菜汁,理由是可以摄取蔬菜汁里的直接营养及清理体内废物,可这样的做法却忽略了一个最重要的问题,那就是人体内喜欢温热的环境。身体温暖,循环才会正常,

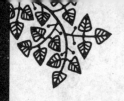

所以清晨起来第一口食物最好选择温热的食物。

从中医角度看,吃早餐时不宜先喝蔬菜汁、冰咖啡、冰果汁、冰豆沙,而应该吃热食。早晨的时候,夜间的阴气未除,大地温度尚未回升,体内的肌肉、神经及血管都还呈现收缩状态,假如这个时候吃喝冰冷的食物必定使体内各个系统更加挛缩,血液流通更加不畅。日子一久或年龄渐长,肠胃吸收营养的功能受到阻碍,则会出现老是吃,却长得不结实,或是大便老是稀稀的,或是皮肤越来越差,时常感冒,小毛病不断,这就是伤了胃气,伤了身体的抵抗力。

因此,早上第一口食物应该是享用热稀饭、热燕麦粥、热羊乳、热豆花、热豆浆和芝麻糊等,再配着吃蔬菜、面包、三明治、水果等。专家特别提醒,早餐喝牛奶不太适合气管、肠胃、皮肤差的人及潮湿地方的人。

### 2. 单纯牛奶加鸡蛋不可取

上海预防医学会养身保健专业委员会副主任委员傅善来曾经针对上海卢湾、徐汇等区给小学生做的早餐调查显示,超过 9% 的孩子早上只喝牛奶加鸡蛋,粮食长期在早餐中缺位。牛奶、鸡蛋是好东西,但经过一夜 10 多个小时的热能消耗,早晨的人体急需靠含有丰富糖类的早餐来重新补充热能,而牛奶和鸡蛋不能提供足够的热能。牛奶和鸡蛋提供的优质蛋白主要是提供给身体机构的,而主食如馒头、米饭富含的糖类才是提供热能的。对于脑细胞来说,充足的糖类才能补充其运转的热能。

### 3. 清晨早餐前忌吃的食物

清晨早餐前有 3 种食物不该吃:

(1)大量冰凉的饮料:大量冰凉的饮料由于温度相差太大,会强烈刺激胃肠道,导致突发性挛缩。

(2)忌空腹吃香蕉:香蕉中除了含有助眠的钾,还含有大量的镁元素,若空腹食用,会使血液中的含镁量骤然升高,而镁是影响心脏功能的敏感元素之一。

（3）忌空腹吃菠萝：菠萝里含有强酵素，空腹吃会伤胃，其营养成分必须在吃完饭后才能更好地被吸收。

### 4. 早餐要吃富含蛋白质的食物

研究表明只吃馒头、粥和咸菜，或只吃快餐面、面条等含糖类较多、蛋白质很少的食物，人容易出现昏昏欲睡和无精打采的状态，这显然不利于上午黄金时间内的学习和工作，所以早餐要吃富含蛋白质的食品，如鸡蛋、鸭蛋、肉类、牛奶等。

### 5. 早餐必吃的四种食物

早餐的营养质量对人们的身体健康非常重要，调查发现，虽然有90％多的人在吃早餐，可约有一半多的人的早餐营养质量比较差。早餐损失的营养不能从午餐或晚餐中得到补充。因为，早餐提供全天营养摄入量的 1/3，如早餐营养不足，长期下去，会出现营养缺乏症、缺铁性贫血，影响人体的生长发育。

早餐营养结构不合理的最大问题是蔬菜、水果少。人们平时吃的早餐多数是酸性食物，比如油条、鸡蛋、牛奶等，而蔬菜水果含有碱性物质，所以对大多数人来说，只要吃点蔬菜、水果补充一下，就能做到膳食酸碱及各种营养素的平衡。

按早餐的要求，每顿早餐都应包括谷类、肉类（肉、鱼、蛋）、奶类（或豆类）、蔬果类（水果、蔬菜）等 4 类食物。如果 4 类食物都有就是营养均衡的早餐；有三类可以算是合格；如果只有两类或是更少，就是营养缺乏的早餐。

### 6. 早餐加苹果才是黄金早餐

北京师范大学营养研究中心著名营养专家安健华说："一顿营养充足的早餐应该包括面包、米粥等糖类，肉类、鸡蛋、牛奶等动物性食品，以及豆浆、新鲜蔬菜和水果。"由于现代人饮食过于精细，所以面包可多选择能看见大麦粒的全麦面包，以摄取更多的粗纤维；吃了面

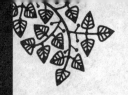

包或饼干再喝牛奶或豆浆,有利于钙的吸收。"早餐吃苹果是金,中午是银,晚上是铜。"安健华认为,早上吃水果补充维生素的效果是最好的。

蔬菜不必太多,但不可省略。如果早晨起来来不及做小菜,可在头天晚上做好,用保鲜膜包好放在冰箱里第二天食用。如将芹菜用水焯好,吃时拌足盐即可。安健华提醒说,榨菜只能起到调味的作用,并无太大的营养价值,含盐过高不宜经常食用。

### 7. 健康从全麦早餐开始

在 2007 年 3 月 2 日举行的美国心脏协会第 47 届心血管疾病流行病学和预防年会上,来自美国国家心、肺、血液的研究者向人们展示了一项重要研究成果:坚持每天早餐吃至少含有 25％的燕麦或麦麸的全麦食物,可以降低心力衰竭的发病几率。

共有 10 469 名观察医师参与了此项健康调查。结果显示,与从不吃全麦早餐的人相比,坚持每天早餐都吃全麦食品的人患心力衰竭的几率降低 28％,而只是偶尔吃全麦早餐的人则没有如此大的降低幅度。

### 8. 中老年人吃顿营养早餐让晨练事半功倍

许多中老年人有晨练的习惯,但很少有人知道早餐与晨练的效果关系密切。养生保健专家认为,运动前后的饮食要科学搭配,满足人体各方面的需求,使身体的支出与摄入达到平衡,才能令晨练效果事半功倍。

晨练以前可以饮用不增加肠胃负担的营养品,及时补充人体所需要的营养。晨练后,早餐的重点是补水,并注意各种营养元素的均衡,如 100～150 克八宝粥,喝 1 瓶牛奶,酸奶更好,外加 1 个水煮鸡蛋。菜肴和水果不仅使早餐更加可口,也使营养摄入更加全面。比如黄瓜、苹果。值得注意的是,运动后经过半小时的放松、调整,再吃早餐更好。

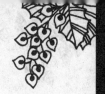

### 9. 糖尿病患者的早餐

糖尿病患者在早餐后、午餐前的血糖是一天中较难控制的血糖时段,如果能坚持吃干饭为主的早餐,将有助于这段时间血糖的控制,进而有利于全天血糖的控制。

淀粉由淀粉颗粒组成,植物种子或根茎中的淀粉并不溶于水,加热才能促进它在水中的溶解。加热和水会使淀粉颗粒膨胀,从而使包裹它们的包膜破裂,淀粉融化,加热时间越长,这种作用越彻底,进食后越能广泛与消化液接触而被吸收。

另外,稀饭和干饭含水量不同,由于物理性状的区别,也会影响它们在胃里停留的时间,影响它们被小肠消化吸收的速度。

因为上述两个因素,导致进食稀饭后胃的排空时间比较短,更容易引起血糖升高。研究发现,不仅喝粥如此,喝汤也有类似的作用。

## (三)不同年龄段人群的早餐方案

### 1. 婴幼儿的早餐

幼儿正值生长发育的旺盛时期,应当注重补充丰富的蛋白质和钙,尽量少吃含糖较高的食物,以防止引起龋齿和肥胖。通常情况下,婴幼儿的早餐以 1 杯牛奶,1 个鸡蛋和 1 块小面包为佳。当然,有时也可以用果汁或粥来代替牛奶,或者用饼干、馒头代替面包。

### 2. 青少年的早餐

青少年时期身体发育较快,是肌肉和骨骼生长的重要时期,需要足够的钙、维生素 C、维生素 A 等营养成分,尤其是要保证充足的热能供应。青少年比较合理的早餐是 1 杯牛奶,适量的新鲜水果或蔬菜、100 克面包、馒头、大饼或饼干等含糖类较高的食品。所含的热能需要满足青少年脑力活动与体力活动的需要。

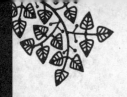

### 3. 中年人的早餐

人到中年，肩挑工作、家务两副重担，身心的负荷相当重，为了减缓中年人衰退的进程，推迟老年期的到来，中年人的饮食需要含有丰富的蛋白质、维生素、钙、磷等。还应保证低热能、低脂肪。中年人较理想的早餐是：1 个鸡蛋、1 碗豆浆或 1 袋牛奶，或 1 碗粥、少量馒头、大饼、饼干和面包等均可，适量的蔬菜。

### 4. 老年人的早餐

老年人的新陈代谢已经明显衰退，但所需的营养成分不能减少，尤其要保证钙的供应，以防止老年人的骨质疏松。老年人的早餐除了供应牛奶和豆浆以外，也可以多吃粥、面条、肉松和花生酱等容易消化，又含有蛋白质丰富的食物。

北京协和医院营养专家陈伟建议，老年人早晨醒来起床后先喝杯温水清理肠胃中的垃圾。8～9 点吃早餐时，最好吃容易消化的温热、柔软食物，尤其适宜喝点粥。最好在粥中加些莲子、大枣、山药、桂圆和薏苡仁等。不宜吃油腻、煎炸、干硬，以及刺激性大的食物。另外，早餐也要适量，以免超过胃肠的消化功能，导致消化功能下降。

### 5. 女性的营养早餐

女性一顿好的早餐应包括这样 3 种食品：谷类食品（如未去麦麸的粗面粉面包、八宝粥、黑米面食、窝窝头、茴香菜包等）、水果和奶制品。最好喝脂肪少的牛奶。谁吃这样的早餐，谁就一箭三雕：丰富的糖类，少脂肪，丰富的维生素和无机盐。

注意摄取维生素、叶酸和铁。25～40 岁的女性的早餐应至少满足其 50％ 的日常维生素和叶酸，特别是维生素 C 和铁的需要量。但是，大多数的女性都没有从食物中摄取足够的铁和叶酸。如有可能，可从午餐和晚餐予以适当补充。肉、内脏、小米、茴香都可以满足人每日所需的 10～18 毫克铁的需求量。B 族维生素则可从瘦肉、鱼、

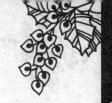

肝、全麦面包、马铃薯、花生等食物中摄取到。

**6. 孕妇的早餐**

妇女怀孕期,孕妇和胎儿都需要足够的热能和营养,早餐更应该讲究些。营养学家指出,孕妇应多吃些含铁丰富的食物,不要挑食或偏食,以防发生缺铁性贫血,而危及自己和胎儿的健康。如果孕妇有晨吐现象,可在早上吃几块苏打饼干。孕妇的早餐至少要吃1个鸡蛋、1杯牛奶加麦片,并且要注意吃些新鲜的水果,以保证维生素和其他营养的需要。

## (四)早餐花样多

### 1. 5 种营养早餐食谱

(1)早餐食谱1

食物:1袋牛奶、小馒头、1瓶豆浆、1袋豆腐干、1个咸鸭蛋、1个鲜橙。

搭配方案:取两个小馒头加热;咸鸭蛋切两半,一人食用一半;取豆腐干50克盛在盘里;鲜橙切开,一人一半;搭配250毫升豆浆一起食用。

(2)早餐食谱2

食物:1袋全麦面包、1袋香肠、1盒酸奶、1个鸡蛋、1根黄瓜。

搭配方案:取全麦面包2~3片;一个鸡蛋煮熟;再取1/2根黄瓜切成小条并加少量盐;配一根香肠;饮用200毫升酸奶。

(3)早餐食谱3

食物:1袋汉堡面包、1盒奶酪、1瓶果酱、1袋早餐奶、1袋营养麦片、1个猕猴桃。

搭配方案:1个汉堡面包横切两半,抹1小勺果酱,中间加两片奶酪;猕猴桃切片,夹在面包中或直接食用均可;牛奶倒入杯中加适量营养麦片饮用。

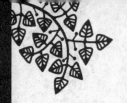

(4)早餐食谱4

食物:1袋三明治面包、1瓶肉松、1瓶花生酱、1袋早餐奶、1个西红柿。

搭配方案:取两片三明治面包,在一片上抹1小匙花生酱,在另一片上抹20克肉松,将1个西红柿切片夹在中间食用。牛奶饮用250毫升。

(5)早餐食谱5

食物:1袋豆沙包、1杯豆浆、1小块腐乳、1个鸡蛋、1个苹果。

搭配方案:取两个小豆沙包加热;鸡蛋煮熟,取腐乳少量,与豆浆、苹果搭配一起食用。豆浆饮用250毫升。

## 2. 几种早餐搭配的比较

(1)蔬菜+水果,热能不足:这种早餐主要包括鲜果、鲜榨汁、保鲜果汁,以及蔬菜沙拉等。这种搭配的早餐既可以提供维生素,又可以提供一定的膳食纤维。但无论怎样搭配,这样的早餐都不够合理,因为缺乏足够的热能和蛋白质,又不能满足身体"运转"的需求,长期下来会危害健康,所以不提倡食用。

(2)面包+牛奶,比较健康:这是大多数上班族的选择,既方便又快捷,而且基本构成都有了。其中的面包建议选择全麦面包,以便摄入更多的纤维,既可以降低血脂,又能通便。如果坚持不到一个上午就饿了,还可以在面包中加入生菜叶、火腿、奶酪、黄油,或者在牛奶中加一点儿糖。

(3)三明治+汉堡包,油脂超标:这两种食品都是由肉、蔬菜和面包构成的,营养上够了,但最大问题是油脂较高。肉类,尤其是经过油炸的肉,热能较高,所以这类早餐1周不要超过3次,而且吃了这样的早餐,当天的午餐和晚餐最好不要再吃煎炸的食物了。

(4)油条+豆浆,最耐饿:在这份早餐中,烧饼和油条属于主食类食品,豆浆是植物蛋白,所以糖类和蛋白质类的食物都有了,基本

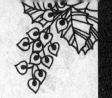

能满足一个上午的热能消耗。油饼和油条都属于油炸类食品，食用后饱腹感会比较明显，但热能比较高，较胖的人不建议食用。而体型标准的人群，也要做到每周不超过 3 次。同时，豆浆中不要加太多的糖。

此外，豆浆中水分多，蛋白含量低，可以不妨加个鸡蛋，或将豆浆换成豆腐脑，这样蛋白质的含量就基本够了。

（5）清粥＋小菜，缺乏蛋白质：粥是半流食，容易消化和吸收，老年人比较喜欢。在多类粥中，腊八粥是最好的，几种五谷杂粮混在一起煮，很方便。更重要的是，几种粮食可以"取长补短"，提高了粥的营养价值。

但是，这种早餐中没有蛋白质类食物，建议加一杯牛奶。现在很多老年人已经开始注意对钙的摄入了。如果对牛奶不耐受，可以加一个鸡蛋，或者在粥里加入肉末，以增加蛋白质。

### 3. 既营养又快捷的早餐做法

（1）美味茼蒿粥

食物：茼蒿、豆腐丁、火腿丁、大米各适量。

做法：①将大米淘净煮开锅后，加火腿丁、豆腐丁（晚上备好）煮至黏稠。②茼蒿洗净控水切成小段，放入粥内搅拌均匀，加食盐煮开即可。

特点：口感鲜香，营养全面，清淡又美味，很适合做早餐粥。

（2）鸡蛋饼

食物：面粉、鸡蛋。

做法：①鸡蛋加面粉调成均匀的面糊备用。②平底锅内加少量油并均匀摊开，将面糊倒入锅内，转动锅使面糊摊成一张薄饼，两面烤成金黄即可。

特点：色泽金黄、口感筋道，蛋香四溢。

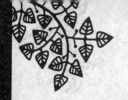

（3）香煎豆腐饼

食物：豆腐、火腿、大根咸菜、香菇、木耳、胡萝卜、鸡蛋、面粉各适量。

做法：①豆腐用刀拍碎成豆腐泥，鸡蛋打成蛋液。②其余配料切成丁和豆腐泥、蛋液、面粉加食盐搅拌均匀。③锅内放油，将调好的豆腐泥捏成一个个小饼放在锅内煎至两面金黄即可。

特点：营养均衡，香气诱人，加工简便。

（4）蛋皮火腿扒

食物：鸡蛋、火腿、淀粉、胡椒粉各适量。

做法：①将鸡蛋加淀粉、胡椒粉、食盐搅匀备用。②火腿切片放入蛋液内，锅内放油烧热，蘸了蛋液的火腿片煎至两面金黄即可。

特点：火腿是最寻常的早餐，但裹着蛋液炸过后不仅口味发生了奇妙的变化，样子也让人垂涎欲滴。

（5）蟹味菇调白菜

食物：蟹味菇、白菜、黄瓜、胡萝卜各适量。

做法：①蟹味菇去根部后洗净，锅内加水，加食盐及色拉油3滴，煮开后放蟹味菇焯熟。②黄瓜、胡萝卜洗净切丝，将焯好的蟹味菇和黄瓜及胡萝卜拌在一起加少量的糖、食盐拌匀，最后用烫好的白菜包在外面即可。

特点：蟹味菇质地脆嫩，味道鲜美独特，具有提高免疫力，预防衰老的功效。

（6）爽口黄瓜

食物：黄瓜、青红椒、熏豆干、冰糖、白醋、干辣椒丝各适量。

做法：①冰糖适量，用白醋溶化。②黄瓜、青红椒、熏豆干切丁，倒入已溶化了冰糖的白醋内，加食盐和干辣椒丝，拌匀即可。

特点：配料简单，色彩丰富，白醋加冰糖开胃又滋润，是早餐中很好的开胃小菜。

注意事项：①头一天晚上，把各种食物准备好，以便第二天清晨

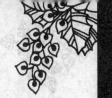

直接烹饪,节省时间。②一些开胃的小菜,冬季不易变质,可以提前多备一些,不必天天做。③如果要做粥类,于前一天晚上就把米泡好,届时既易煮,口感又好。④早餐一定要补充粗纤维和维生素,所以有条件的话,最好提前打好果汁、胡萝卜等蔬菜汁供早晨饮用。⑤为给早餐补充维生素,可以添上一小碟爽口开胃的泡菜*,不但可以让早餐口味更加丰富,还能有效补充多种维生素。用泡菜代替咸菜,还能大大减少食盐的摄入量。

**4. 老年人早餐不宜吃的食物**

（1）油条、油饼等油炸类食品:这类食品脂肪含量高,胃肠难以承受,容易出现消化不良,还易诱发胆、胰疾患,或使这类疾病复发,甚至加重。对于那些消化吸收好的老年人,往往由于脂肪摄入量过多而易引起肥胖。另外,在油炸多次使用的油里往往会有较多的致癌物质,如果常吃油炸的食品,可增加患癌的危险。

（2）甜食类食品:这类食品含糖量多,如果摄入糖分过多,可引起肥胖,由于多余的糖分在体内可转化为脂肪,因此还可引起无机盐

---

\* 泡菜制作方法

1. 原料:选带脆劲儿的菜,如黄瓜、圆白菜、萝卜、芹菜、豆角等。

2. 调料:食盐、姜、干辣椒和花椒。

3. 制作:（1）将调料制成泡菜水。

　　　　（2）待泡菜水晾凉后,倒入干净的泡菜坛里。

　　　　（3）把菜洗干净,晾干水分,放入坛内。

　　　　（4）盖上盖子,顺着坛子盖的边沿注水,完全隔绝空气。

　　　　（5）将泡菜坛放在通风凉爽的地方,泡制时间:春秋 3～4 天;夏天约 2 天;冬季约 15 天。

4. 注意:（1）泡菜坛沿内的水不能干,要经常换水。

　　　　（2）夹泡菜一定要准备专用的筷子。

　　　　（3）第一批泡菜吃完后,再加新菜时,一定要把剩菜捞出,加冷水、食盐、花椒和干辣椒,才能保持菜的新鲜度和味道。

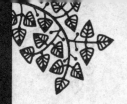

缺乏。

（3）动物内脏类食品：动物内脏如肝、肾、脑等均含胆固醇甚高，老年人如经常食用，会使血中胆固醇增多，从而容易引发冠心病、动脉硬化、高血压等心脑血管疾病，或使原有的疾病加重。

另外，尽可能多吃素，少吃荤，食物宜软忌硬、宜淡忌咸、宜热忌凉。

## （五）吃早餐的最佳时间

### 1. 吃早餐的时间不宜过早

有些人早餐吃得很早，学生是为了赶去上学，上班族是为了赶着上班，年纪大的人习惯早起晨练，吃早餐的时间自然就提前到了早晨5～6点钟，其实这样很不好。研究显示，早餐吃得过早，反而不利于肠胃的消化吸收。

医学专家指出，在夜间的睡眠过程中，人体的大部分器官都得到了充分休息，唯独消化器官仍在消化吸收晚餐存留在胃肠道中的食物，到凌晨才真正进入了休息状态。如早餐吃得过早，就会影响胃肠道的休息，使消化系统长时间处于疲劳应战状态，扰乱胃肠道的蠕动节奏。

特别是老年人，胃、肠、胰的消化酶分泌减少，消化吸收及代谢功能下降，如果起得很早，又有晨练的习惯，起床后又马上吃早餐，势必会影响胃肠的功能，同时也对晨练不利。专家认为，最好在早上8点后吃早餐。

### 2. 8点以后进早餐的好处：

（1）清除胃肠道代谢物的需要：早晨人体正处于自然环境的排空段，上一天的代谢物正在清除，如果过早的进食，就可能使自然环境受到干扰，使得机体的能量被转移用来消化食物，代谢物不能及时排除，积存于体内就会成为各种疾病的诱发因子。

特别对老年人来说，各组织器官的功能都已逐渐衰老，尤其是消

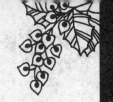

化器官的功能减退了，机体的新陈代谢需要更多的时间和能量，如果过早的进食，自然循环必然受到干扰，长此以往，就可能诱发一些慢性病的发生。

(2)早上往往食欲低下，更需延时早餐：早晨体内缺水，人体的胃津不润，常使人食欲低下，更需推迟早餐时间，老年人更是如此，而且老年人的早餐最好是营养丰富而又易于消化的牛奶、面条、豆浆、面包、鸡蛋等，尤其适合吃粥，因为粥生津润胃，利于人体吸收，如能在粥中加入莲子、银耳、大枣等营养保健食物，则效果更好。

(3)早餐前要先补水：经过一夜睡眠，人体会由尿、皮肤、呼吸中排出大量的水分，如不及时补充水分，就不利于肝、肾代谢及代谢产物的排出，也不利于早餐食物的吸收，可能造成便秘，特别是中老年人，还可能诱发脑血栓、心肌梗死，以及肾脏疾病。所以，无论男女、老幼，早晨起床后，最主要的是及时补水，特别是老年人，晨起先补水，半小时或1小时后再吃早餐，最有利于机体的健康。

## 二、午　餐

### 1. 午餐要吃饱吃好

午餐是成年人一日中的主餐，上午体内的热能和各种营养素消耗较大，因此中午需提供充足的热能和各种营养素，多摄入禽、蛋、豆腐和蔬菜、水果及主食，为下午的工作、学习和参加各种活动储备热能及营养。

科学家的一项研究显示：面包、面条、米饭或甜点心等食物会使妇女瞌睡，男人慵懒困倦。40岁以上的人吃了富含糖类的午餐后，不论男女，在饭后4小时的时间内，精力的集中程度都比不上那些午餐只吃蛋白质食物的人。研究认为，鸡肉、鱼等高蛋白食物，可使人的血液中氨基酸增加，穿过血脑屏障而进入脑中之后，可转化成使头脑保持敏锐的化学物质——多巴胺和去甲肾上腺素。另外，由于乙酰

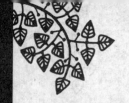

胆碱对脑的记忆功能有重要的作用,因此在午餐膳食中,可适当食用富含胆碱的鱼类、肉类、蛋类、大豆及其制品。

## 2. 午餐加酸奶身体更健康

(1)酸奶中含有大量的乳酸、醋酸等有机酸,它们赋予了酸奶清爽的滋味,同时还帮助酸奶形成细嫩的凝乳,从而抑制有机微生物的繁殖;还使肠道的碱性降低,酸性增加,促进肠胃蠕动和消化液的分泌。还对于那些吃完午餐就不再活动,导致消化不良或脂肪积累的人来说非常有益。

(2)随着酸奶的生产技术、生产工艺的不断进步,一些乳品大品牌,如蒙牛等,已经将其酸奶产品中的益生菌由两种变成了4种,这样不仅酸奶的营养价值比同类产品有了明显提高,其帮助消化、抑制有害菌的作用也得到了更进一步的加强。

(3)据一项最新研究发现,酸奶还具有减轻辐射损伤、抑制辐射后人的淋巴细胞数目下降的作用。动物实验证明,摄入酸奶后的老鼠对辐射的耐受力增强,并减轻了辐射对免疫系统的损害。这对于那些长时间面对电脑,每时每刻笼罩在电磁辐射中的上班族来说,利用午饭的时间喝1杯酸奶,对健康非常有益。

(4)酸奶中还有酪氨酸,对于缓解心理压力过大、高度紧张和焦虑不安而引发人体疲惫有很大的帮助。

## 3. 午餐的吃法

吃中午饭时,为控制血脂,应先吃主食。现在白领上班族,或是一些执法机关的头头脑脑,一般中午都不在家吃饭,不是吃快餐、就是在酒店应酬。在酒桌上还形成了一个习惯,先是喝酒吃菜,最后才吃点主食,有的甚至不吃主食。这种吃法的害处在于:

(1)不吃一点儿含淀粉的食物,而空腹食用大量鱼类、肉类等富含优质蛋白质的食物,不仅于肠胃无益,而且其中的蛋白质会被浪费。蛋白质分解供能之后,会产生大量废物,增加肝脏和肾脏的负

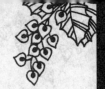

担，升高血脂。

（2）另外，空腹吃鱼、肉很容易过量，动物蛋白质摄入过多，会造成人体体液酸碱失衡。用餐后上主食，或根本不吃主食，并不能有效控制体重。菜肴往往油脂过多，而油脂的热能为 37.65 千焦，远高于淀粉 16.7 千焦的热能。

如果能将平时人们午餐吃的蔬菜、荤菜、主食的顺序调整为先吃一点含糖类的主食，然后再吃清淡的蔬菜，把胃扩充大半，最后吃鱼、肉类菜肴。这样吃法，就可以一方面保证足够多的膳食纤维，控制肉类等动物性食物的摄入，同时延缓了主食和脂肪的消化速度，从而避免由于不合理的饮食习惯给高血脂症提供了可乘之机。

对于已患有高血脂症的中老年人，进餐时可搭配小米、玉米、燕麦、荞麦、莜麦等不容易被肠道吸收的粗粮，可在菜肴中搭配荷叶饼、玉米饼等粗粮点心类主食品种，既调节了口味，又补充了纤维素的含量。

### 4. 吃对午餐可保护视力

最新研究发现，从饮食中摄取抗氧化剂及无机盐可减缓老年人眼睛的退行性病变，尤其是黄斑变性，并可有效降低罹患其他眼病的风险。最佳的护眼食物当然是各种新鲜蔬菜、水果。因此，一天至少吃 3 种蔬菜、2 种水果，甚至建议一天吃 10 种蔬菜、水果。

午餐最好吃两种不同颜色的蔬菜，选择一种深绿色的蔬菜，如菠菜、甘蓝、芥蓝等，它们是含叶绿素最多的食物。叶绿素存在于人体眼睛的视网膜黄斑部，能协助抗氧化，预防发生黄斑病变。另外，选择一种橘黄色的蔬菜，如胡萝卜、南瓜、甜椒等，摄取 β-胡萝卜素。

午餐的主食应舍弃白米饭，改吃一顿糙米饭，它能提供比白米饭更丰富的 B 族维生素。饭后半小时可以吃点富含维生素 C 的水果，如石榴、西红柿、柑橘、猕猴桃和草莓等。

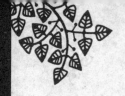

# 三、晚　餐

## （一）晚餐不科学体弱又病多

对现代人来说，特别是晚上睡得晚，早晨起不来床的白领上班族，或是夜生活不正常的年轻人，或是学习压力过大的学生，早餐匆匆忙忙，午餐马马虎虎，待到晚餐时，一定要有丰盛的饭菜，不然就对不起自己的肚子。但是，吃的时候过瘾，待晚餐之后，会因晚餐过饱、过晚而不愿活动，或没有时间活动，长此以往，就会带给食者意想不到的后患。

### 1. 晚餐与结石

研究表明，尿结石与晚餐太晚有关。这是因为尿结石的主要成分是钙，食物中的钙除一部分被骨骼吸收外，其余的钙则从尿液中排出。而人体的排尿高峰一般在饭后4～5小时，晚餐过晚，人们大都不再或很少活动就上床睡觉。因此，晚餐后产生的尿液会全部潴留在输尿管、膀胱、尿道等尿路中，而不能及时排出体外，这样尿路中尿液的钙含量也就不断增加，久而久之就易沉淀而形成尿结石。

### 2. 晚餐与肥胖

晚餐吃得过晚，血糖和血液中氨基酸及脂肪酸的浓度会增高，从而促使胰岛素分泌增加，而人们晚上一般活动量又少，热能消耗低，多余的热能大量堆积，合成脂肪，逐渐就会使人体发胖。

另外，晚餐后人体分泌胰岛素比升糖素多，所以晚餐吸收的热能就容易转化为脂肪在体内堆积起来，导致高脂血症和肥胖。

### 3. 晚餐与糖尿病

专家提醒，压力大，运动少，晚餐吃得太多、太好，是糖尿病高发的主要原因。现代人压力大，容易产生兴奋反应，使血糖激素

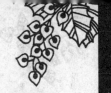

增高；另一方面，现代人午餐吃得简单，而晚餐吃得太多、太好，加上运动少，消耗少，人体在晚上合成脂肪的能力是白天的 20 倍，就会导致脂肪积累过多，肚子变大。而肥胖人群患糖尿病的比例高于正常人群。

再说晚餐大鱼大肉吃得多，会反复刺激胰岛素大量分泌，往往造成胰岛细胞提前衰竭，从而埋下糖尿病的祸根。

### 4. 晚餐与高血压

晚餐过多进食肉类，不但增加胃的负担，而且会使体内的血液猛然上升，加上人们在睡觉时血液流速大大减慢，大量血脂就会沉积在血管壁上，从而引起动脉粥样硬化，容易引发高血压病。科学实验证明，晚餐经常进食荤菜的人比经常进食素菜的人，血脂一般要高 2～3 倍。

### 5. 晚餐与冠心病

晚餐摄入过多热能可引起血胆固醇增高，刺激肝脏制造低密度和极低密度脂蛋白，把过多的胆固醇运载到动脉壁堆积起来，成为诱发动脉硬化和冠心病的又一大原因。

### 6. 晚餐与猝死

晚餐过好过饱，加上饮酒过多，很容易诱发急性胰腺炎，使人在睡眠中休克，就是身强力壮的人，也会因抢救不及时而造成死亡。

### 7. 晚餐与噩梦及神经衰弱

晚餐过饱会使鼓胀的肠胃对周围器官造成压迫，胃肠、肝、胆、胰腺等在饱餐后的紧张劳作会产生大量信息传入大脑，进入脑细胞，使大脑相应部位的细胞活跃起来，一旦兴奋的"波浪"扩散到大脑皮质的其他部位，就会诱发各种各样的梦，噩梦常使人感到疲劳，久而久之会引起神经衰弱等疾病。

因此，为了健康长寿，应改变不良的饮食习惯，科学安排一日三餐。老年人的晚餐宜清淡，摄入热能不应超过全天热能摄入的 30%，这对防病保健是大有裨益的。

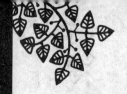

### (二)晚餐少吃也能降血脂

#### 1. 少吃点儿,吃得清淡点儿

医学研究发现,晚餐经常吃得丰盛,并且爱吃荤食的人,血脂较常人要高 3～4 倍。所以,提倡晚餐要吃得少点儿,吃得清淡一点儿,能有效降低血脂。

(1)保持热能均衡分配,饥饱不过度,切忌暴饮暴食,改变偏食、晚餐丰盛和入睡前吃夜宵的习惯。

(2)糖类摄入以占总热能的 50%～60% 为宜。主食应以谷类为主,多吃粗粮,即适量增加玉米、莜面、燕麦等成分,保持粗细搭配。

(3)每日总脂肪摄入不超过总热能的 30%。可适量增加豆类食品的摄入,适当提高蛋白质利用率,但肾功能不好的人不宜多吃。在动物性食物的结构中,应增加含脂肪酸较低而蛋白质较高的食物,如鱼、禽、瘦肉等。通俗地讲,就是应遵循"白色肉比红色肉好,水生肉比陆生肉好"的选择标准。

(4)每日摄入胆固醇含量不宜超过 300 毫克,差不多相当于一个鸡蛋的量。高脂血症患者要牢记调整膳食结构是治疗高脂血症的重中之重。食用油保持以植物油为主,而且要把用油量降下来,每人每日用量为 20～25 克左右为宜。因此,在烹饪方法上尽可能用清蒸、水煮、生拌,少吃或不吃油炸、油爆、油煸食物,少吃或不吃高脂肪食物、高糖点心、巧克力、奶油,以及多种含糖饮料,多食蒜、葱、菌菇、海带、紫菜、豆及豆制品,多食有利于降脂的蔬菜、水果。

(5)高脂血症患者每天应保证新鲜水果及蔬菜达到 500 克以上的摄入量,可根据情况适当增加蔬菜和水果品种,一般要求 4 种以上,并注意红、黄、黑、绿色蔬菜搭配着吃。但有些水果含糖量高,不宜过多吃,心力衰竭患者,要尽量少吃。

(6)在饮食和体力、脑力活动等环境相同的情况下,有些人会持续呈现血脂异常,这种情况是由于遗传因素造成的。对这种患者,更

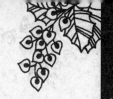

应严格控制饮食中总热能的平衡,少吃糖类食物,以减少三酰甘油和低密度脂蛋白的升高,同时注意均衡食用脂肪或含胆固醇的食物。

**2. 怎样吃才能少吃点儿**

怎样才能少吃点儿,既享受到美食带来的满足感,又不会造成过量饮食的失误。

(1)吃慢点儿:美国佛罗里达大学医学博士马克·戈尔德研究发现,"慢吃"可以确保人大脑有足够时间产生对食物的满足感觉,从而避免吃得过多。

(2)吃得专心点儿:印度一位大学研究员心理学家吉恩·克里斯特勒博士认为:吃饭的时候一定要"专心",不要在看电视或在看电脑时吃饭。他建议:饭前简单冥想,将注意力集中在"吃"上,就会更快获得食物满足感。

(3)吃头几口最重要:美国旧金山城市学院营养学教授琳达·培根博士认为,最大的食物享受来自最先吃下的几口。注意享受饮食头几口,有助于阻止过量饮食。

(4)吃小盘儿:吃饭换个小盘子,注意食物呈现的方式,都有助于提高对食物的注意力。大脑会对盘子产生注意力,并判断食物的分量是否适当。

(5)吃"易饱"的食物:戈尔德博士建议:尽量避免进食奶油、奶酪、巧克力等高热能食物。食物或饭类中所含纤维、蛋白及水分越高,人们的胃就越容易"饱"。这样,不用过量摄入热能也可以产生满足感。

## (三)晚餐不该吃或少吃的食物

**1. 晚餐不该吃的食物**

晚餐不要食用含钙高的食物,比如虾皮、带骨小鱼等食物。

虾皮营养丰富,素有"钙的仓库"之称,虾皮还具有开胃、化痰等

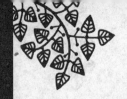

功效。但需注意的是,正是因为虾皮含钙高,因此不能在晚上吃。因为人体排钙高峰一般在饭后 4～5 小时,而晚餐食物中含钙过多,或者晚餐时间过晚,甚至睡前吃虾皮,当排钙高峰期来时,人们已经上床睡觉,尿液会潴留在尿道中,不能及时排出体外。这样,尿道中尿液的钙含量也就不断增加,不断沉积下来,久而久之,极易形成尿结石。

### 2. 晚餐尽量少吃的食物

晚上尽量不要吃水果、甜点、油炸食物,尽量不要喝酒。

不少人有晚餐喝酒的习惯,这种习惯并不利于健康,过多的酒精在夜间会阻碍新陈代谢,因酒精的刺激,胃得不到休息,导致睡眠不好。习惯晚餐喝酒的人,在喝酒的同时,可以吃些豆芽、藕、茭白等富含纤维的碱性食物,松花蛋、家常豆腐、清炖鸡等,也能缓解酒精对胃的刺激。

## (四)晚餐少吃或不吃对睡眠有影响的食物

《黄帝内经》中有"胃不和则卧不安"的说法。如果晚餐吃的食物不对路,很可能让你在漫漫长夜辗转反侧,影响睡眠。

### 1. 胀气食物

有些食物在消化过程中会产生较多的气体,从而产生腹胀感,妨碍正常睡眠,如豆芽、包心菜、洋葱、绿椰菜、球甘蓝、青椒、茄子、马铃薯、红薯、芋头、玉米、香蕉、面包、柑橘类水果和添加木糖醇的饮料及甜点等。

### 2. 辣咸食物

辣椒、大蒜及生洋葱等辛辣食物,会造成某些人胃部灼热及消化不良,从而干扰睡眠。另外,高盐分食物会使人摄入太多的钠离子,促使血管收缩,血压上升,导致情绪紧张,造成失眠。如果本来已有高血压病史,进食高盐分食物很有可能引发高血压性头痛及中风。

### 3. 过于油腻食物

晚餐丰盛油腻,或进食大量高脂肪的食物,会加重肠、胃、肺、肝、

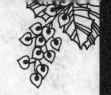

胆和胰的负担,刺激神经中枢,让它一直处于工作状态,也会导致失眠。正确的做法是,吃丰盛晚餐的饭菜,特别是菜肴分摊在早餐或午餐,晚餐则吃得少一点儿、清淡一些,如晚餐做芹菜、百合或百合莲子小米粥,能起到安眠的作用。

**4. 睡前喝酒**

很多人会借着酒劲让自己尽快入睡。但付出的代价可能是一个晚上醒来好几次,或者隔天起来有非常疲乏的感觉。

**5. 纤维过粗的蔬菜**

比如韭菜、蒜苗、盖菜等,都不容易消化,即使要吃,也应炒烂一些,且不要放太多油盐。

除上述外,晚餐尽量只吃水煮、清炖、清蒸食物,少吃煎炸、烧烤食物。食物宜软不宜硬,尤其做饭时,应尽量软一点儿。还应注意避免食用过黏的食物。

## (五)晚餐应该这样吃

**1. 晚餐宜早**

晚餐不宜太晚,适当吃早点,食物就会被消化吸收,这既有助于睡眠又可降低尿路结石等的发病率。

**2. 素食为主**

晚餐宜清淡,最好以蔬菜等素食为主,烹调以蒸、煮、烩、炖为佳,宜少用煎、炒、烹、炸。常吃些以素菜为主的带馅食品,如饺子、包子、馄饨以及打卤面等,既容易消化,营养也比较全面。

**3. 七八成饱**

晚餐最好吃七八成饱,最佳为七成饱,这不但可避免糖尿病、心脑血管等疾病的诱发与加重,减少失睡等症的发生,还有利于延年益寿。

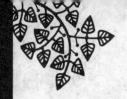

### 4. 不宜过咸

晚餐不宜过咸。因为过咸是诱发与加重高血压的重要因素,特别是已患有高血压、心脏疾病、肾脏疾病和水肿等症的人,更应该吃得清淡一些,每天食盐控制在 5 克以下最好。

### 5. 宜温宜软

中老年人不论春夏秋冬,都应以温食为主。太烫容易灼伤口腔、食管黏膜。中老年人也不宜过食生冷食品,特别是高龄老人、体弱多病或素体阴虚之人,过食生冷最易伤脾胃之阳,引发腹痛、腹泻等症。中老年人还宜进软而容易消化的食品,凡坚硬油腻、半生不熟等不容易消化的食品宜少吃,这对保护牙齿、减轻肠胃负担、少生胃肠疾病意义重大。

另外,晚间也不宜吃过量的糕点、瓜子、糖果等零食,吃零食过多,易引起肥胖等不良后果。

# 四、一日三餐的食量及所需膳食纤维量

## (一)一日三餐的食量

### 1. 一日三餐的饭量

营养学家没有规定一个健康成年人一日三餐应该吃多少糖类,但提出了糖类的热能一般占所需总热能的 60% 左右为宜。这也就是说,一个健康成年人摄入多少糖类和他所需的总热能有关。老年人由于消化吸收功能减弱,摄入量就少一些,而青少年正值生长发育阶段,摄入量就会多一些。

多数现代人,特别是年轻的上班族,为了减肥,为了保持身材,在进食三餐时,总觉得主菜可以多吃点儿,但主食,也就是饭可以少吃点儿,而且是吃得越来越少。主食的消费量越来越少,甚至食量不

足。而减肥族自然是"不吃饭"法则的顶礼膜拜者。

事实上，主食含有大量糖类，除了能为人体提供热能，还是 B 族维生素的主要来源，缺乏 B 族维生素，对肝脏不利。而摄入动物肝脏时，如糖类摄入不足，会发生代谢不完全，使血液中积聚有毒的废物酮，会引起恶心、疲劳，还会损害脑部健康。专家提出，城市人仍然要遵循"食物多样，谷类为主"的原则。一个成年人每天需要 400 克左右的主食，最少也不能低于 300 克。

### 2. 摄入所需糖类量的计算方法

每克糖类的产热能为 16.74 千焦。摄入的蔬菜、水果及其他食物还含有少量糖类，一般按 50 克左右计算，还有 310 克糖类系由粮食提供。每 100 克粮食中含有大约 75 克的糖类。一般来说，一个正常的从事轻体力劳动的年轻男性，一般摄入 500 克左右，女性为 300～400 克；老年男性为 300～400 克，老年女性为 250～300 克。但无论任何人（有病者除外）一天所需糖类的摄入量不能少于 150 克，更不能一点儿糖类都不吃。

### 3. 每天吃主食的最佳量

每个人每天究竟吃多少主食才合适？曾经参与给奥运会运动员制定食谱的杨则宜教授提供了一个计算每天应吃主食的简单公式：5×个人体重（公斤）。比如，一个体重为 80 公斤的人，每天就应吃"5×80＝400 克"，也就是说要吃八两主食。如果吃不够的话，就很容易疲劳。

杨教授还打了一个比方，主食就相当于烧饭用的液化气，可以充分代谢，不留"废品"；而吃肉就相当于烧蜂窝煤，吃完了在身体里就造一堆的"煤渣"，废物越多，人就越没精神。现在很多人为减肥控制饮食，但控制饮食不能减少食品种类，比如有人光吃青菜，蛋白质和脂肪摄入过低，体重是减下来了，但身体却垮掉了。

控制饮食是要控制各种营养的比例和总量，蔬菜、水果多一点，

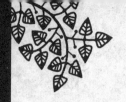

肉可以少一点。但绝不能不吃主食,即使是糖尿病患者也一样。除了主食,每天蔬菜、水果、牛奶各 250 克,这才是合理饮食。

### 4. 主食吃得太少,对女性健康危害多

美国一份研究报告称,控制饱的激素同时也对生殖系统起着主要作用。当吃饭太少时,对女性的危害有很多种,千万不可忽视。

(1)脱发:对身体过瘦的人来说,体内脂肪和蛋白质均供应不足,因此头发频繁脱落,发色也逐渐失去光泽。若过分节食,头发则缺乏充足的营养补给,其中包括缺少铁的摄入,便会枯黄无泽,最后导致大量脱发。

(2)骨质疏松:体瘦的女性髋骨骨折比标准体重的女性高 1 倍以上,这是因为身材过瘦的人体内雌性激素含量不足,影响钙与骨的结合,无法维持正常的骨密度,因此容易出现骨质疏松,发生骨折。

(3)胃下垂:用过少摄入主食的减肥方法进行减肥的女性,常常会感觉食欲缺乏、胀气、胀痛,这都有可能是胃下垂的征兆。胃下垂明显者,常见腹部不适、饱胀、重坠感,在餐后站立或劳累时症状加重。胃下垂严重时还伴有肝、肾、结肠等内脏下垂的现象。

(4)子宫脱垂:主食吃得太少的女性,如没有足够的保护,子宫容易从正常位置沿阴道下降,子宫颈下垂,甚至脱出于阴道口外,形成子宫脱垂。严重的还可能导致宫颈口感染,甚至宫颈炎。

(5)贫血:由于主食吃得过少,营养摄入不均衡,使得铁、叶酸、维生素 $B_{12}$ 等造血物质摄入不足;吃得少,基础代谢率也比正常人低,因此肠胃运动较慢,胃酸分泌较少,影响营养物质吸收。这些都是造成贫血的主要原因。

(6)记忆衰退:人体大脑工作的主要动力来源于脂肪。主食吃得过少,体内脂肪摄入量和储存量不足,机体营养匮乏,使脑细胞严重受损,直接影响记忆力,变得越来越健忘。

面对上述诸多疾病的潜在危险,医生提醒广大减肥女性,要提早

注意自身健康,不要舍本逐末,追求一时的美丽。

## (二)一日三餐摄入的膳食纤维量

### 1. 膳食纤维\*对人体健康的重要性

专家提出,生活方式的现代化和健康意识的滞后,使人们的体力活动逐渐减少,再加上高热能、高脂肪和高蛋白、低纤维的不合理膳食,结果导致人们超重和肥胖,各种相关病症逐年升高,呈现流行趋势。

膳食纤维是人体必需营养素,又无法在人体内合成,而存在于膳食中,即植物细胞壁及细胞内,成分为纤维多糖。所以,必须每天从膳食中补充。膳食纤维有两种,一种是非水溶性粗纤维,不溶于水,存在于植物根茎和坚果中;另一种是可溶性细纤维,溶于水并保持水分,形成凝胶体,在一些休闲食品,如果冻、燕麦、豆类、各类水果、海藻中含量较多。

### 2. 每日人体所需膳食纤维的估算方法

由于人体必须每日从膳食中补充膳食纤维,所以联合国粮农组织在颁布的纤维食品指导大纲中提出:健康成年人每日常规饮食中

---

\* 膳食纤维被称为"第七营养素"。它有许多种,主要有4种:

纤维素:为多个葡萄糖的聚合物,分布于植物细胞壁。它是人体不能消化的一种多糖,不溶于水,能吸水膨胀,在肠道中可增加粪便重量和体积,促肠胃蠕动。水果、蔬菜、粮谷中均含纤维素。

半纤维素:由多个戊糖、己糖组成的杂聚糖。在胃肠道中,半纤维素吸收水分,增加粪便体积和重量,促使粪便排出。

木质素:不属于不能消化的多糖类,而是苯丙烷聚合物。木质素能结合胆酸,减低胆固醇吸收。它还有抗氧化作用,因此有一定的防癌作用。萝卜富含木质素。

果胶:为半乳糖醛酸聚合物,蔬菜、水果的软组织中均含有。果胶可溶于水,吸水性强。它有明显的降低血液胆固醇作用,还有延缓葡萄糖吸收的作用。

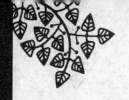

应含有 30～50 克(干重)纤维素。

估算膳食纤维摄入量,需要 3 个数据,即每日摄入植物源性食物的数量、纤维素含量和含水量。现以我国当前城镇人口平均膳食纤维摄入量为例,将估算方法介绍如下:

(1)若以人均消费口粮 250 克计算:精白面粉纤维含量为 2％左右,因此以面粉为主食的人,每天从主食中获取纤维素约 7 克;精米纤维素含量为 0.6％～0.8％,以大米为主食的人,每天从主食获取纤维素约 2 克;面粉、大米混合消费的人,每天从主食中获取纤维素为 4～5克;以面粉、大米、杂粮混合消费的人,每天从主食获取纤维素为 5～6克。

(2)以人均消费豆制品等植物源性食物 50 克估算,可获取纤维素近 1 克。

(3)以人均消费水果、蔬菜 1 000 克估算,由于其含水量均在 80％以上,所以由此获取的纤维素约 2 克。

将主、副食品相加,以面粉为主食的人,每天平均摄入纤维素为10 克,仅为最低需要量的 1/3;以大米为主食的人,每天平均摄入纤维素约 5 克,仅为最低需要量的 1/6;以面粉、大米混合消费的人,每天平均摄入纤维素为 8～9 克,不足最低需要量的 1/3。可见居民纤维素摄入量明显偏低。提高膳食纤维量的摄入量,应增加粗面粉、糙米、黑面、杂粮、杂豆等植物性源食物为主。

需要说明的是,以上计算方法算出的结果是估算值,只能作为参考,很难做到准确无误,消费者可以根据估算结果,调整膳食纤维摄入量。

### (三)平衡膳食不同品种食物的等量互换

由于各人体重不同,热能消耗可相差 1 倍以上,因而热能可相应调整。

不同品种食物可进行等量互换。主食 50 克＝切面 75 克＝白薯

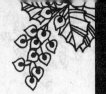

125 克＝水果 250 克。瘦猪肉类 50 克＝鸡蛋 1 个＝牛奶 250 克＝鱼 100 克＝带骨鸡 150 克＝豆腐 100 克＝豆制品 50 克。

另外,还应注意多进食一些有补钙、降脂、抗凝等保健作用的食品,如牛奶、燕麦片、黑木耳、香菇、西红柿、西兰花、洋葱、大蒜、红薯、玉米、胡萝卜、豆芽、荠菜、山楂、苹果、海藻类食物等。

食物的多样、均衡、适量,保障纤维素、维生素、微量元素的供给,对人体一生的生长、发育和健康起着决定性作用。

## (四)每日两餐更有助于延年益寿

### 1. 每日两餐的实验结果

每天三餐已是人们上百年,甚至上千年的生活习惯,但随着科技的进步,人们对养生保健知识的逐渐丰富和认可,知道健康乃是人生第一财富,长寿已成为普遍的追求。为了健康,为了长寿,就餐饮而言,少吃多餐已是流传很广的饮食建议之一。40 多年来,无数研究证明了这一饮食习惯的好处,但是对动物的最终研究有可能推翻这一观点。

美国巴尔的摩老年病的研究中心和神经科学实验室的一项研究证明,每日两餐有助于实验室动物的寿命延长,减少实验鼠的食量和间歇性禁食可刺激老鼠大脑中脑原性神经营养因子(BDNF)含量的增加。BDNF 可提高神经细胞对自然衰老的抵抗力。这就说明每日两餐更有助于实验室动物的身体健康,延长它们的寿命。

### 2. 每日一餐,一些参数变化明显

最近 * 公布的一项研究结果显示,健康成人减少进食次数但不减少热能、维生素和无机盐的摄入量,这样的饮食习惯没有使心脏病发作频率和血液中大部分健康参数发生明显变化。但是,人体内脂肪

---

* 引自 2008 年 2 月 27 日《青岛老年生活报》。

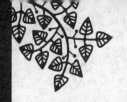

含量明显减少,脾气变坏,血压升高,血液中总胆固醇含量上升。

# 五、牢记饭后"五不要"

### 1. 不要立刻喝饮料

(1)不要立刻喝茶:因为茶叶中含有的单宁可以与食物中的蛋白质和铁结合,产生不容易被人体吸收的胶体或沉淀物质,长期下去,可出现缺铁性贫血和蛋白质缺乏病。

(2)不要立刻多饮水:科学饮水要求在吃饭时,不要大量饮水,或者说不要边吃饭,边饮水,或者说不要吃水泡饭。吃完饭,可以喝一二口水漱漱口,但不能立刻饮大量水。因为,立刻喝大量水后胃内压力增加,会使胃中食物没有来得及消化就进入小肠。另外,饮水后稀释胃液,使胃液消化能力减弱,也不利于胃酸杀菌,容易造成胃肠道疾病。

(3)不要立刻喝汽水:汽水进入胃部后冲淡胃液,影响消化,降低食欲,产生二氧化碳,增加胃内压力,导致急性胃扩张。

### 2. 不要立刻吃水果、糖

(1)不要立刻吃水果:水果中含有类黄酮化合物,摄入体内后经肠道细菌作用转化为二羟苯甲酸,而摄入的蔬菜中含有硫氰酸盐,在这两种化学物质的作用下,干扰甲状腺功能,可能会导致非碘性甲状腺肿瘤。

(2)不要立刻吃糖:吃入体内的糖容易转化为脂肪,造成肥胖。糖还能增强胰岛分泌功能,促使糖尿病的发生。

(3)不要立刻吸烟:因为饭后胃蠕动加快,血液循环加速,毛细血管扩张,促进烟中有害物质吸收,这时吸收烟中的有害物质是平时吸烟的十多倍。

### 3. 不要立刻运动

(1)散步和剧烈运动均不宜:运动有两种,一是一般的散步;二

是剧烈运动。这两种运动,在饭后均不合适。因为运动时,四肢血流量增加,影响胃肠道的血液供应,影响胃液分泌,使食物消化不好。同时饭后胃体积变大,加上运动,尤其是剧烈运动会造成胃下垂。

(2)老年人应在饭后半小时进行散步、慢跑等运动:对老年人来说,饱餐后食物集中到胃肠道等待胃液消化,但老年人的消化系统相对较弱,为了更好地消化食物,机体血液就会自动"支援"到肠胃,脑部供血量相对减少,因而会出现餐后头晕、困倦、乏力的情况。再加上老年人由于心脏功能较弱,饱餐后血液循环的改变,也容易使心脏供血不足,于是导致心率加快。通常这种状态会持续半小时左右就会恢复正常。

所以专家提醒,进餐后最好不要立刻运动,更不要立刻猛起,以免引起心脑血管供血不足。老年人饭后在原位置上小坐一会儿,然后再起来走动;半小时后,则可以选择舒适的运动方式,如散步、慢跑等。

### 4. 不要立刻看书、打麻将或洗澡

(1)不要立刻看书:饭后立刻看书,会使胃肠道血液量相对减少,影响胃液分泌,时间一长,就会发生消化不良、胃胀、胃痛等。

(2)不要立刻打麻将:人们往往会在聚完餐后,把满桌的残存饭菜一收拾,就拿出一副麻将牌打起来,而且还是边抽烟、边喝茶、边玩麻将,看似很惬意。殊不知这会使消化道的供血量大为减少,尤其是老年人,消化液也会减少,引起消化功能降低,很不利于身体健康。

(3)不要立刻洗澡:因为洗澡时皮肤毛细血管扩张充血,使消化道血流相对减少,影响食物的消化吸收。

### 5. 不要立刻松腰带和上床睡觉

(1)不要松腰带:有些人在基本吃饱时,看到餐桌上仍有很多丰盛的菜肴诱人,于是就松开腰带继续大口大口的吞咽,这种习惯很不利于人体健康。饱食时松腰带,胃肠道松弛膨胀,容易形成"将军

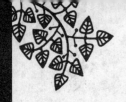

肚",且不利于食物的消化吸收。

(2)不要立刻上床睡觉：饭饱后立刻上床睡觉,食物会滞留在肠胃中,引起消化不良,久而久之会引发胃病、肠炎等病症,而且还会使人发胖。

那么究竟应该饭后多长时间才能进行上述诸多活动呢？

专家提出,食物在胃内停留时间是：糖类为 10 时左右,蛋白质为 2～3 小时,脂肪为 5～6 小时,所以至少应该在饭后 1 小时才能进行上述几项活动。但也要灵活掌握,如饭后感觉口渴时,就可以喝点儿水,不能生搬硬套,即使喝水,也不能大口大口喝,更不能大量喝。

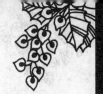

# 第三章 一日三餐主食

一日三餐的食物无非包含两大类:其一是平时所说的主食,主要有细粮和粗粮,前者即人们常说的大米、白面;而后者就是玉米、高粱、红薯等。主食主要给人们提供糖类(碳水化合物),即提供产热的能量。其二是人们常说的副食,这类食物又包含荤、素两大类。主要给人体提高营养物质。当然,这两大类食物也不能截然分开,有的食物,既可作为主食吃,又可作为副食吃。如红薯、南瓜、山药、马铃薯等,只是烹饪方法不同而已。

## 一、大 米

### 1. 大米的营养价值

大米的品种主要有籼米、粳米、糯米和黑米等。其主要成分是糖类、蛋白质、脂肪、纤维素,并富含人体所需的其他微量元素。不过,由于普通大米缺乏维生素 A、维生素 C 和碘等人体必需成分,所以需要通过搭配蔬菜及其他食物来均衡营养。

大米中蛋白质的氨基酸组成接近人体需要,利用率较高。但低于动物蛋白质,是因为赖氨酸含量低,应与含氨基酸较多的豆类或动物蛋白混合食用。

大米中还含人体必需的维生素 $B_1$、维生素 $B_2$、烟酸、磷、铁等营养成分,可以提供人体所需的营养、热能。糙米中的蛋白质、脂肪、维生素含量都比精白米多,米糠层为粗纤维分子,有助于胃肠蠕动,对胃病、便秘、痔疮等消化道疾病有一定疗效。

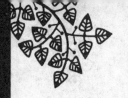

### 2. 茶水煮饭可防 4 种疾病

据营养学家研究,常吃茶水煮饭,可以防治 4 种疾病。

(1)防治心血管疾病:科学实验表明,茶多酚可以增强微血管的韧性,防止微血管破裂而出血。而且,茶多酚可以降低血胆固醇,抑制动脉粥样硬化。中老年人常吃茶水米饭,可软化血管,降低血脂,防治心血管病。

(2)预防中风:脑中风的原因之一,是人体内生成过氧化脂质,从而使血管壁失去了弹性,而茶水中的单宁酸,正好有遏制过氧化脂质生成的作用,因而能有效地预防中风。

(3)防癌作用:胺和亚硝酸盐是食物中广泛存在的物质,它们在37℃的温度和适当酸度的情况下,极易生成能致癌的亚硝胺,而茶水煮饭可以有效地防止亚硝胺的形成,从而达到防治消化道肿瘤的目的。

(4)预防牙齿疾病:茶叶所含氟化物,是牙本质中不可缺少的重要物质,如能不断地有少量氟浸入牙组织,便能增强牙齿的坚韧性和抗酸能力,防止龋齿发生。

### 3. 大米饭的花样翻新

(1)红薯米饭:红薯也叫地瓜,含有大量的淀粉、果胶、蛋白质、纤维素和大量维生素及亚油酸,它具有补气虚,健脾胃等功效。

将红薯洗净去皮,切成丁块,掺入大米中蒸熟即可。

(2)洋葱米饭:洋葱具有扩张血管、降低血压和血糖、预防肠道传染病、健胃及助消化等保健作用,而且可使米饭有特殊香味。具体做法是:将洋葱洗净切碎备用;把水煮开,再放入洋葱、食盐和大米,然后煮熟即可。

(3)咸饭:每次做米饭不一定能完全吃光,倒了又感浪费,不忍,而下次吃时还需要重新蒸一下,而重新蒸的米饭总有一股异味,不如新做得好吃。如在剩饭中加入少量盐水再蒸,既能去除异味又有益

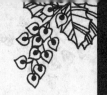

于健康。但这种做法仅限于剩米饭重蒸时使用。

(4)醋饭:做大米饭时适当放点醋,蒸出来的米饭不仅没有酸味,还可存放,可帮助消化,预防感冒。具体做法是:蒸米饭时,先将大米铺放在笼屉上后,按1.5千克大米洒入3毫升米醋,再蒸熟即可。

(5)南瓜饭:南瓜的嫩瓜可作蔬菜,老瓜可作饲料或杂粮,故有饭瓜之称。我国医学认为,南瓜具有补中益气、解毒杀虫等功效。

①南瓜营养价值很高,特别是胡萝卜素含量居瓜中之冠,其中的果胶可以提高米饭的黏度,使糖类吸收缓慢,因此南瓜饭适合糖尿病患者食用。

②有外国专家发现,南瓜对溃疡病患者有良好的食疗价值。溃疡病患者经常食用南瓜粥,不仅会促进胃液分泌,还可促进溃疡愈合,其中果胶还可保护胃肠道黏膜免受刺激。

③南瓜中的果胶还能和胆固醇结合在一起,降低胆固醇含量,从而起到减肥、预防动脉硬化作用。俗话说:"冬至吃南瓜,中风不进家。"

④中西医都认为南瓜具有很好的驱除腹内寄生虫作用:南瓜子醇具有杀死绦虫的功能,南瓜子研末,开水调服,可驱蛲虫。

⑤南瓜中的甘露醇有通便作用,可减少粪便中的毒素对人体的危害,防止结肠癌发生。

注意:不要一次食用过多,特别是胃热患者更宜少食,以免引起胃滞腹胀。

(6)黑木耳饭:黑木耳是一种营养价值很高的胶质食用菌和药用菌,含铁丰富,赖氨酸和亮氨酸含量尤其高。药理实验证明:

①因黑木耳可提高淋巴细胞转化率,增加巨噬细胞的吞噬功能,所以它能提高免疫力,具有一定的防癌作用。

②它是一种延年益寿的滋补剂,有清肠胃、清除毒素、防止巨噬细胞变性和坏死、防止淋巴管炎、帮助消化某些物质的特殊功能。其所含的多糖亦有抗肿瘤的作用,也可使体内形成老年斑的脂褐素增

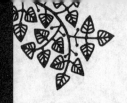

长速度减慢。

③延缓血液凝固作用。黑木耳中有可使人的凝血时间明显延长的物质,有延长血液凝固的作用。能疏通血管,防止血栓形成,因而可防治心脑血管疾病。对治疗高血压、动脉硬化有辅助作用。

现代人患高脂血症者较多,因而心脑血管病患病率较高,主要原因为高凝体质再加上吃高凝食物。所以平时应多吃一些黑木耳,除在菜肴中加上黑木耳外,还可将黑木耳切碎,加入大米中煮成米饭或大米粥食用均可。

(7)芋头米饭:在大米中加点芋头蒸成的米饭叫芋头米饭。芋头质地细软,易于消化,适合患有胃肠道疾病、结核病的人,以及老年人、儿童食用。便秘或夏天身上发生红肿时吃点芋头米饭尤其能起到通便、解毒的作用。不过芋头含淀粉较多,多吃容易胀气,吃时应注意适量。

(8)山药米饭:山药营养丰富,一向被视为物美价廉的补虚佳品。由于其自身不含脂肪,而且所含的黏蛋白能预防心血管系统的脂肪沉积、保护动脉血管,因而能防止动脉硬化,并且可以使皮下脂肪减少,避免肥胖。所以在大米中加入适量山药,煮成干饭或粥常食之,对人体保健大有益处。

(9)燕麦米饭:研究证明,燕麦的可溶纤维为小麦的10～15倍,在肠内大量吸收胆固醇,阻止胆固醇再吸收入血。肝继续从血液中摄取胆固醇补充到胆酸中去,从而降低血中胆固醇。北京市心肺血管研究中心与中国农业科学院证实,燕麦降低胆固醇、三酰甘油效果好。燕麦含有比大米、小麦多1～2倍的蛋白质和赖氨酸,对儿童生长发育有益。

所以,把大米或糯米与燕麦一起煮成米饭或熬成粥,是老年人、儿童很好的保健食品。经常食用,不仅可以预防心脑血管疾病,对糖尿病和便秘都有治疗作用,多吃还能减肥。

(10)绿豆米饭:绿豆具有促进人体吞噬细胞的吞噬功能增强的

作用,糖类含量高,而脂肪低。故可制成具有清热解毒、利尿的清凉饮料,治暑热烦渴,经常饮用可减肥养颜,促进代谢,降血脂,预防心血管疾病等。所以可将绿豆煮熟后掺入大米中煮成绿豆大米饭吃。

米饭杂吃,最重要的一点是要煮透煮烂,以便更好地消化吸收,尤其是豆类质地较硬,一定要先煮熟,再与米饭同煮,以免做成"夹生饭"。

### 4. 少吃或不吃的米饭

(1)冷藏、隔夜米饭:现在由于生活水平的提高,每家每户都有冰箱,因此很多家庭做大米饭时,为图省事,一做就是满满一锅,可以吃上好几顿,甚至好几天。为防止变质,就把剩饭放在冰箱里冷藏,等到要吃时再把它放到微波炉去加热。其实,这种吃法很不科学,对孩子特别有害。

大米的主要成分是淀粉,而且淀粉是由成千上万个小分子葡萄糖通过氢键连接起来的大分子化合物。它的特点是具有很规则的晶状结构,不溶于冷水,也不能被人体消化系统的淀粉酶分解。做大米饭时,大米在水中加热,淀粉分子吸收水分后会膨胀,并使其中部分氢键断裂,从而使米饭变得柔软、黏稠,这些变化就是"熟化"或"糊化"过程。所以刚做好的新鲜米饭松软可口,容易消化,变得非常适合人们食用。

然而,当米饭冷却乃至在冰箱中冷藏保存时,淀粉中已断裂的氢键又会重新建立,使米饭重新变得"硬"了,这种变化过程随冷藏时间的延长,饭会变得越来越硬,同时风味也越来越差,其消化吸收率及营养价值也明显降低。即使将冷饭再经长时间回锅加热,或蒸煮,或用微波炉等方法加热,都不会使其恢复到新煮好时那样可口及较高的消化吸收率。因此,吃经过再加热的冷藏米饭,已不可能从中获得应有的营养了。

①大米饭吃多少做多少,最好是随做随吃,最多是吃1次隔顿饭,而不要放在冰箱冷藏过夜。

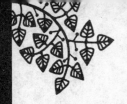

②实在无法控制做到把当顿米饭吃完,那就把煮好的米饭在锅里再焖上 5 分钟,则可以延缓或减少淀粉中氢键的重新建立,但注意不能烧焦,即不结锅巴。

③不要吃用开水烫热的泡饭。

(2)精白大米饭:一般人吃大米饭,都喜欢大米越白越好,这种大米一般叫精米。用精米做的米饭,的确柔软而且香甜可口。但这种米饭已经失去了所有的营养成分,是没有食用价值的食物。因为精米表面的米糠已被剥落,而大米的营养却大部分都存在于米糠里面。如把精米长时间浸泡在水中是不会发芽的,而保留米糠的糙米,浸泡在水中就会发芽生长,说明糙米是有生命的,是有营养价值的食物;精米不能发芽,说明其营养价值比糙米差。

**5. 用温水浸泡大米做的米饭,有助钙的吸收**

大米中含有一种叫植酸的物质,会影响身体对蛋白质和无机盐,尤其是钙、镁等重要元素的吸收。植酸主要存在于大米、白面等谷类中,它能与蛋白质和无机盐结合成不溶性化合物,从而降低了消化吸收率。大米中虽然含植酸多,但同时也含有一种可以分解植酸的"植酸酶"。植酸酶在 40℃～60℃ 环境下活性最高,因此在淘洗大米时,可先将大米用适量的温水浸泡一会儿,然后再淘洗。大米在温水浸泡过程中,植酸酶非常活跃,能将大米中的大部分植酸分解,就不会过多地影响人体中蛋白质和钙、镁等无机盐的吸收了。

**6. 大米质量的识别**

(1)大米的洁白程度与质量:人们普遍认为大米越白,质量越高。否!大米的洁白程度与大米外层的米糠去除程度有关。米糠去除程度越高,虽然大米是白了,但营养损失亦越多。米糠中含有丰富的 B 族维生素和膳食纤维,米的胚芽含有维生素 E 和多不饱和脂肪酸。所以,经常食用精白米的人需要从其他食物中补充维生素 $B_1$ 和维生素 $B_2$。

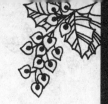

（2）优质大米的鉴别：大米不耐储藏，极易陈化，人们在购买大米时可按下述方法进行粗略鉴别：

①一看大米的色泽和外观。优质大米色泽清白，是透明玉色状，米粒大小均匀、丰满光滑，米的胚芽部，俗称米眼睛的颜色呈乳白色或淡黄色，很少有碎米、爆腰（米粒上有裂纹）、腹白（米粒上乳白色不透明部分叫腹白，是由于稻谷未成熟，糊精较多而缺乏蛋白质），无虫，不含杂质。质次或劣质大米的色泽呈白色或微淡黄色，透明度差或不透明，霉变的米粒表面是绿色、黄色、灰褐色、黑色等。米粒大小不均，饱满度差，碎米多，有爆腰和腹白，有带壳粒，有虫，有结块等。陈米则颜色较深或呈咖啡色。未熟粒可见青色，俗称青腰。

②二闻大米的气味。手中取少量的大米，向大米哈一口热气，然后立即嗅气味。优质大米具有正常的浓浓的清香味，无其他异味。稍有异味或有霉变气味、酸臭味、腐败味和不正常的气味的为质次或劣质大米。陈后新轧的米粒少清香味，而库存1年以上的陈米，只有米糠味，而没有清香味。

③三摸大米的手感。新米光滑，手摸有凉爽感；陈米色暗，手摸有涩感；严重变质米，手捻易成粉状或易碎。抓一把放开，观察手中是否粘有糠粉，合格大米基本没有糠粉。

④四尝大米的味道。取少量大米放入口中细嚼，或磨碎后再品尝。优质大米味佳，微甜，无任何异味；稍有异味、酸味、苦味及其他不良味道的均为质次或劣质大米。

⑤五查大米的产地等信息。到超市或大卖场买袋装大米时，要查阅包装上是否标有企业标准、生产日期和产地等信息。

（3）大米随吃随买更健康：虽然大米的储存是"置于阴凉通风处，保质期6个月"，但是大米最好随吃随买。十几天买1次比较合适。

当年收获的大米最有营养，若储存不当，很快就会降低质量，不仅失去原有的色香味，营养成分和食用价值也会降低，甚至可能发霉

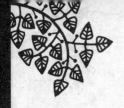

变质,产生有毒有害物质。如家庭环境偏温暖或湿润,储存大米的难度就更大。可将大米装在陶罐或编织袋中保存,但不能直接放在地上,要在上面垫一些东西,应注意保持阴凉、通风、干燥,避免高温和光照。还应经常清仓晒晒罐子和袋子,清除里面的糖分和虫卵,但不可晒大米。

# 二、面 食

## 1. 小麦的营养价值

小麦分为普通小麦、密穗小麦、硬粒小麦、东方小麦等品种,小麦含有淀粉、氨基酸、蛋白质、粗纤维、糖类、脂肪、钙、磷、钾、维生素 $B_1$、维生素 $B_2$ 及烟酸等成分,还有一种尿囊素的成分。此外,小麦胚芽里所含的食物纤维和维生素 E 也非常丰富。

将小麦加工成面粉,有两种,一种是去除了麦麸的面粉叫精制小麦面粉,或叫精粉。这种面粉,小麦胚芽中的 B 族维生素和维生素 E 已基本流失殆尽,麦麸中的食物纤维也不存在了。另一种从加工的角度说,仅将小麦由颗粒状加工成粉状,什么成分也没有流失,这种面粉叫全麦面粉。

可将面粉加工成面包、馒头、包子、饺子、饼、面条等各种食物,统称为面食。刚出炉的面包发酵过程还没完成,马上吃对身体有害无益,容易得胃病,至少得放上 2 小时才可以吃。刚出炉的面包闻起来香,其实那是奶油的香味,面包本身的风味是完全冷却后才能品尝出来的。任何经过发酵的东西都不能立刻吃。肠胃不好的人不能吃过多的面包,因为其中的酵母容易产生胃酸。

馒头最好烤着吃,因为烤后形成的焦黄部分是由大量的糊精构成的,可以帮助消化。烤馒头中还夹杂着不少黑点,这是淀粉受热过度形成的炭,这些细小炭粒中充满了空隙,人吃了以后,它们能在胃肠里吸附大量的水分、气体、胃酸、细菌和毒素,最后随同粪便一道排

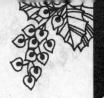

出体外。如此一来,胃酸过多的人吃了烤馒头,会因过多的胃酸被吸附而感到舒服;消化不良而致腹泻的人,会因有害细菌和毒素被吸附而减轻症状或痊愈。

### 2. 食用全谷类食品

人们都喜欢吃精白馒头和精白面包,这些精制的糖类食品,因为口感好,却不知其中的营养成分在加工过程中已流失,而且容易引起疾病并使人发胖;但没有经过精加工的糖类食品,虽然口感差一些,如全麦面包和糙米,却能促进人体健康。

小麦等谷物中的胚,以后会长成一株新的植物,因此富含许多有益生命成长的物质,包括叶酸、B族维生素、铁、锌、镁、钾、硒、维生素E及其他的植物化学物质。全谷物食品还含有对人体的消化系统十分重要的纤维。

小麦被送到面粉厂加工成精粉的过程中,其胚和壳被统统去掉,同时被去掉的还有小麦中含有的全部纤维和87%的营养物质。之后,只添加了4种营养物质,即铁和3种人工合成的B族维生素。

如将面粉制作成面包,因为添加了额外的面筋和酵母,看起来松软可口,实际上还可能使用了氢化的植物油、防腐剂,以及其他能使面包保持"松软"、"新鲜"的添加剂。面包中还可能被添加了人工色素,因而呈现棕色。

精制面粉制成的各种面食,进入人体后消化得很快,也就是说,它们在血液中会很快被分解。其中,大多数的最终分解物,即糖很快地被释放到血液循环中去。现在肥胖的流行有愈演愈烈之势,这在很大程度上与饮食中吃大量的精制糖类,即精白面或精白米加工成的食品有关。肥胖预示着生命周期的缩短。在知名的医学期刊《手术刀》上发表的一篇调查显示:主要食用以白面粉为原料的白面包、饼干等食品不安全,患乳腺癌的几率最大。

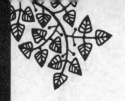

# 三、粗　粮

随着人们生活水平的不断提高,经常摄入过精过细、过于油腻的食物,导致了"富贵病"的平民化和年轻化。而对于精细食物产生畏惧的老百姓,开始把健康饮食的希望寄托在粗粮上。但专家指出,若是不分年龄和体质,过多地食"粗"对人体健康也是不利的。粗粮是相对人们平时吃的精米、白面等细粮而言的,主要包括谷类中的玉米、小米、紫米、高粱、燕麦、荞麦、麦麸,以及各种干豆类,如黄豆、青豆、赤豆、绿豆等。

## 1. 粗粮与细粮的利弊

(1)只吃细粮的十大弊端:

● 容易使人肥胖。

● 容易使人得动脉硬化、脑血栓、心肌梗死。

● 容易使人得糖尿病。

● 容易使人诱发癌症。

● 容易使人精神不稳定,易冲动,注意力不集中,睡眠差。

● 容易引起龋齿。

● 容易使人患化脓性疾病。

● 大量消耗人体中的钙,导致骨质疏松。

● 减少唾液分泌,降低人的食欲。

● 细粮是高热能食物。

(2)多吃粗粮的十大好处:

● 减肥。

● 防治心脑血管疾病。

● 防治糖尿病。

● 控制癌症。

● 防治抑郁症。

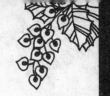

● 防治便秘。

● 避免热性病发生。

● 防治不育症。

● 裹肠毒。

由此可见,细粮和粗粮要搭配着吃,这样才是科学的饮食。

**2. 粗粮与年龄**

(1)儿童：由于消化吸收功能较差,食用过多的粗杂粮会引起消化不良,而且粗杂粮会影响钙、铁、锌等无机盐的消化吸收,对儿童的生长发育不利。为此,营养专家建议,3岁以下的幼儿要少吃粗杂粮,如果一定想在孩子的饮食中添加少许粗粮,也应该粗粮细做,如将红豆煮熟后磨成豆沙,或用加工得很细的玉米面熬粥。但每周给孩子吃杂粮不要超过两次,每次不要超过50克。给孩子吃杂粮的最好方法是粗细粮混合,如大米和小米混合熬制的二米粥。

(2)青年人：青年人正处生长发育的旺盛期,长期过多进食高纤维的粗粮会影响人体对蛋白质、无机盐和某些微量元素的吸收,甚至影响到生殖能力。专家建议每周吃粗杂粮3次,每次100克。

(3)中年人：中年人最好每周吃粗粮2~3次,每次50~100克,以利于B族维生素的补充和增加膳食纤维的摄入量。尤其是膳食纤维可防止便秘,降低血脂和预防2型糖尿病的发生,但有胃肠道疾病的患者应少吃。

(4)老年人：老年人机体代谢率降低,消化系统的调节适应能力也下降。长期进食过多的高纤维食物,会使老年人的蛋白质补充受阻,脂肪摄入量大减,微量元素缺乏,以致心脏、骨骼等脏器功能和造血系统功能受到影响,发生贫血,降低人体免疫力。因此,专家建议老年人适当食用粗杂粮,每周1~2次,每次约50克,以预防便秘和补充B族维生素的摄入不足。

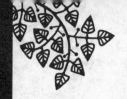

### 3. 粗粮与体质

(1)胃肠功能差的体质：胃肠功能差的体质,消化大量的食物纤维对于胃肠是很大的负担,而且营养素的吸收和利用率比较低。老年人,由于胃肠功能减弱,吃粗粮多了会腹胀、消化吸收功能减弱。时间长了,会导致营养不良,所以老年人每天的纤维摄入量最好不要超过 25～35 克。

(2)生长发育期的青少年体质：吃太多粗粮不仅阻碍胆固醇的吸收和转化成激素,也妨碍营养素的吸收和利用,影响青少年的发育。对于青春期少女危害更大,因为胆固醇的减少,会影响子宫等生殖器官的发育。

(3)缺钙、铁等元素的体质：因为粗粮里含有植酸和食物纤维,它的结合形成沉淀,阻碍对无机盐的吸收,影响胃肠道内无机盐的代谢平衡。

(4)患有消化系统疾病的体质：如果患有肝硬变、食管静脉曲张或是胃溃疡,进食大量的粗粮,会引起静脉破裂出血和溃疡出血,加重病情。

(5)免疫力低下的体质：由于粗粮中含有的纤维素和植酸较多,每天摄入纤维素超过 50 克,会使人体蛋白质补充受阻、脂肪利用率降低,造成骨骼、心脏、血液等脏器功能的损害,更加降低了人体的免疫能力。

此外,荞麦、燕麦、玉米中的植酸含量较高,会阻碍钙、铁、锌、磷的吸收,影响胃肠道内无机盐的代谢平衡。所以,吃粗粮时应增加对这些无机盐的摄入。

### 4. 粗粮与肿瘤患病率

研究证明,高纤维的粗粮可使人避免罹患肿瘤的危险。看来,全麦面包和其他粗粮除含有各种维生素和基本营养外,还含有能降低肿瘤患病率的其他物质。经常食用粗粮可使肠癌患病率降低 40%。

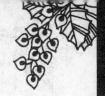

专家对欧洲 10 个国家 50 多万年龄在 25～75 岁的人进行的广泛调查表明,多吃粗粮可使肠癌患病率降低 40%。

美国的一份研究报告透露,吃粗粮多的人同那些吃粗粮少的人相比,癌症患病率低 25%,粗粮中含有人体健康不可缺少的物质。

粗粮对肠道的有益影响主要归功于它们所含的叶酸,在水果、蔬菜和全麦面包中含量较多。爱尔兰发表的一份报告说,每天摄取 2 毫克叶酸可降低罹患肠癌等肿瘤的风险。科学家们认为,叶酸有能加强肠黏膜细胞抵抗细胞基因变异的免疫力,因为细胞变异会引发癌组织的生成。

### 5. 每天粗粮摄取量

(1)粗粮每天吃一顿就够:经常吃粗纤维食物对糖尿病、高脂血症和心血管疾病有很好的防治作用。但老年人,特别是肠胃功能较弱的老年人,粗纤维食物吃得过多,会促进肠蠕动,继而缩短消化吸收的时间,加重肠胃负担,导致食物难以被完全消化、吸收,还会降低其他营养素的利用率,可能导致营养不良。一般情况下,老年人每天吃一顿粗粮,既能保证粗纤维的诸多好处,又不会加重肠胃负担。主食以粗粮为主,如玉米、白薯等,再搭配一份粗纤维蔬菜,如芹菜、萝卜及菌藻类的海带、蘑菇等就可以了。

一般吃粗粮安排在晚餐。

(2)粗细搭配最合理:联合国粮食与农业组织曾发布的《纤维食品指导大纲》建议,普通人每天的常规饮食中应含有 30～50克纤维。通常说,以下食物每 100 克中,麸皮含 18 克膳食纤维,黄豆含 11.9 克,荞麦含 6.5 克,玉米面含 2.1 克,小米含 1.3 克。研究发现,普通人一天的饮食中以 6 份粗粮、4 份细粮混合搭配最为合理。

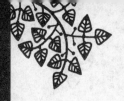

改变饮食理念

轻轻松松一百岁

# 四、杂粮及其吃法

## (一)杂粮种类及其营养成分和保健功能

### 1. 杂粮的种类

(1)谷物类杂粮：研磨较粗糙的小产量谷物,如燕麦、荞麦、谷子、小米等谓之谷物类杂粮。

(2)豆科类杂粮：如绿豆、大麦、芸豆和红豆等谓之豆科类杂粮。这两类杂粮统称为杂粮。

### 2. 杂粮的营养成分

许多杂粮中蛋白质、脂肪、糖类和维生素等营养成分的比例构成是人体摄入的最佳比例。

### 3. 杂粮的保健功能

长期食用杂粮,对糖尿病、高血脂和心血管病有较好的防治作用。

(1)赤小豆有解毒、健脾、止渴的功效。

(2)绿豆具有清热、止渴、利尿、润肤的功效。

(3)荞麦有益气宽肠、降血脂和降胆固醇的功效。

如果在米饭中掺杂一些杂粮、蔬菜或药食两用的食物,米饭的营养价值就会提高,而且还能起到预防和治疗疾病的作用。若米中掺杂绿豆,做成绿豆米饭或绿豆粥,是夏天解暑清凉的佳品。若米中加入红薯,做成米饭,是一种很好的养生佳品。糯米中掺入大枣,做成稀饭或米饭,可以养血补虚。糯米中掺银耳、大枣熬成粥能美颜。

### (二)杂粮食用方法

#### 1. 合理搭配

食用时,应将谷物类杂粮、豆类杂粮和细粮合理搭配,细粮约占70%,谷物类杂粮为20%,豆类杂粮应占10%,这样更有利于人体对营养的吸收和利用。以蒸米饭为例,可用70%的大米,20%的玉米和10%的绿豆蒸出营养健康的杂粮米饭,因粗粮较硬,可先用水泡6个小时再蒸,或事先用高压锅焖煮好后,再与大米混合在一起蒸煮。

#### 2. 每天食用量

一般来说,杂粮应占每天主食总量的1/3,最多不能超过1/2,其中谷类杂粮占2/3,豆类杂粮占1/3。专家提醒,因粗粮不易消化、吸收,所以不要单独食用粗粮,而是与细粮、蔬菜搭配食用。另外,不应过量食用。

科学研究证实,常吃杂粮可以使人长寿。1998年,四川省的一项调查表明*,379名百岁老人长寿秘诀多是"择食物以杂粮为主"。

---

\* 引自王寿春等主编,由中医古籍出版社出版的《养生防病新论》。

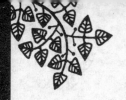

# 第四章　一日三餐副食

## 一、副食的营养成分及其食物来源

　　副食中含有的能被人体消化、吸收的成分,并有一定生理功能的物质被称为副食的营养素。人体需要的营养素有蛋白质、脂肪、糖类、无机盐、维生素及水等。这些营养素都有自己独特的营养生理功能。营养素是构成食物的基本单位,任何一种食物不可能含有各种营养素,所以人们每天必须进食多种食物,以保证获得足够的营养素,这样才能满足人体的需要,才能维持人体的健康。现将副食中的维生素、无机盐和蛋白质的保健作用及其食物来源介绍如下。

### 1. 维生素

　　维生素是维持生命所必需的有机物质,它可以调节代谢及辅助已消化的食物进行生化反应,并释放能量。人体正常情况下对维生素的需求量极少,所以维生素也被称为微量养分。不过,某种重要的维生素即使只是稍稍短缺,也可能导致严重的后果。在多数情况下,维生素不能在人体内产生或合成,而以自然状态微量地存在于天然食物中,因此人们需要从天然食物或营养补品中摄取维生素。

　　维生素有两大类,即脂溶性维生素和水溶性维生素。前者必须依赖大量的脂肪和无机盐才能被消化系统适当地吸收,而且最后会储藏在肝脏之中;后者过量时会随尿液排出体外。由于水溶性维生素无法储存在体内,因此必须每天补充。

　　维生素有维生素 A、维生素 D、维生素 E、维生素 K,B 族维生素(维生素 $B_1$、维生素 $B_2$、维生素 $B_6$、维生素 PP、叶酸、泛酸等)和维生

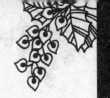

素 C。其中维生素 A 能维持正常视觉,促进生长发育;维生素 D 促进钙、磷的吸收;维生素 C 参与人体多种生物合成,可清除自由基、降低胆固醇;维生素 $B_1$ 维持神经和肌肉,特别是心肌的正常功能;维生素 $B_2$ 缺乏可表现为唇、舌、口腔黏膜和会阴部皮肤炎症;维生素 PP 具有增强胰岛素效能的作用。

维生素的来源:维生素 A 来源于各种动物肝脏、鱼肝油、鱼卵、全奶、奶油、禽蛋等;维生素 D 主要来源于沙丁鱼、鲨鱼等海水鱼;维生素 C 在柑橘、柠檬、青枣、山楂、猕猴桃、柿子椒、西红柿、菜花及各种深色叶菜中含量丰富;维生素 $B_1$ 在动物内脏和瘦肉中含量较多;维生素 $B_2$ 主要来源于动物肝、肾、心、蛋黄、乳类中,菠菜、韭菜、油菜及豆类含量比较多;维生素 PP 在肝、肾、瘦肉、全谷、豆类、乳类、绿叶蔬菜中含量较多。

### 2. 无机盐

无机盐是自然产生的化学成分,大约有 18 种必需的无机盐在维持人体的健康和调节人体的功能方面起着重要的作用。它们是牙齿、骨骼、血细胞和软组织的主要成分,同时对于体液中恰当的组成、细胞和肌肉的正常活动,以及神经功能的维护等都极为重要。

人体每天所必需的无机盐由数百毫克到数克不等,因此无机盐可分为两类,即常量无机盐和微量无机盐。

因为无机盐主要储存在骨骼与肌肉组织中,如服用剂量过大,很可能导致无机盐过量,如长期大量服用,必会导致毒性蓄积。

(1)常量无机盐:包括钙、镁、钾、钠、磷等 5 个元素。

①钙。钙是人体内含量最丰富的无机盐,约 99% 存在于牙齿和骨骼里,其余 1% 则存在于体液和软组织中。钙对于骨骼及牙齿的形成、正常心跳的维持、神经活动的传导等起着重要作用。钙在身体每个细胞的正常功能中也扮演极重要的角色,且提供热能及参与蛋白质形成核糖核酸(RNA)和脱氧核糖核酸(DNA)结构的过程。它还能帮助肌肉收缩、血液凝结,并维护细胞膜。此外,心脏和肌肉的正常

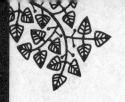

功能也离不开钙。

钙还有助于调节大肠黏膜细胞的增生,且吃低钙食物的人,产生的胆汁酸量较少,低胆汁酸是结肠癌发病的原因之一。有一项以10位直肠黏膜异常增生(癌前征兆)的人为对象的研究,在给他们补充2～3月钙质后,异常增生情况大有改善,原来病变部位的异常细胞已被正常细胞所代替。

②镁。镁能帮助骨骼的形成、蛋白质的制造、肌肉中热能的释放及体温的调节。在钙、钾、磷、钠及维生素C的代谢上,镁是必需的物质。镁可以保护动脉管壁免受血压突然改变所引起的压迫,并且在血糖转变为能量的过程中扮演着重要角色,同时是良好的抗紧张剂。

另外,镁和钙是调节心跳和肌肉收缩的两大相反的力量:镁松弛血管,而钙则收缩血管,并且在有维生素 $B_6$ 的情况下,镁有助于减少并溶解磷酸钙所形成的结石。

至于镁对癌的防治作用,目前还没有证据证实镁可治疗癌症,但有动物实验证实饮食中镁含量高,可降低癌症的患病率。相反,镁含量低,癌症患病率会增加,所以若能保证饮食中有充足的镁,则可减少患癌症的危险。

③钾。钾是维持生命不可缺的必需物质,它和钠共同作用,调节体内水、电解质的平衡并使心跳规律化(钾在细胞内作用,钠只在细胞外作用)。钾和钠的平衡失调时,会损害神经和肌肉的功能。钾对细胞内的化学反应很重要,且协助维持稳定的血压及神经活动的传导。低血糖症、长期的绝食、严重的腹泻、服用利尿药和通便药、肾脏病等都会导致钾的流失,精神和肉体的紧张会导致钾的不足。

④钠。钠是血液中的重要元素,与钾合作帮助身体维持正常体液平衡。保持人体适当的水、电解质平衡与血液的酸碱平衡不可没有钠。胃、神经、肌肉的正常功能都需要它。钾、钠平衡对健康是必要的。摄入过量的食盐,将导致钾的不足,经常过量摄取钠会导致高血压。

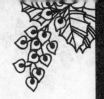

⑤磷。磷存在于人体所有的细胞中,它几乎参与所有生理上的化学作用。磷有助于骨骼和牙齿的形成、细胞生长、心肌收缩、保持正常的肾功能。它还协助摄入体内的食物释放能量、利用维生素及形成遗传原料、细胞膜和多种酶。磷还是使心脏有规律地跳动、传达神经刺激的主要物质。

需要维生素D和钙来维持磷的正常功能,体内钙和磷应保持一定的比例,才能运作良好。

(2)微量无机盐:包括锌、铁、铜、锰、铬、硒、碘、钼、钴等9个元素。

微量元素是人体内含量少于0.01%的化学元素。包括锌、铁、铜、铬、锰、钴、碘、钼、硒等。另外,还包括一些从外部环境通过各种途径,如水、食物、空气等进入人体的有毒微量元素,为汞、镉、铅等。

微量元素在人体内的含量虽然甚少,但在生物化学过程中却起着关键作用,它们作为酶、激素、维生素、核酸的成分保持生命的代谢过程。

不少人甚至认为微量元素比维生素对机体更为需要,因为机体本身能制造维生素,而微量元素必须取自外界环境,机体本身一点也不能制造。微量元素的生理功能主要有4方面:

①在酶系统中起特异的活化中心作用。这是因为在几千种已知酶中,大多数都含有1个或几个金属原子。失去金属,酶的活力就丧失或下降;获得金属,酶的活力就恢复。锌能激活肠磷酸酶、肝、肾过氧化酶,又是合成胰岛素所必需的。

②可参与激素作用,调节重要生理功能。因为某些微量元素是激素的成分和重要的活性成分,缺少这些微量元素,就不能合成这样的激素。如碘是甲状腺激素的重要成分之一,缺碘则机体不能合成甲状腺激素。

③有输送普通元素的作用。如铁是血红细胞色素的重要组成成分,血红素中的铁是氧的携带者,它把氧带到每个组织、器官的细胞

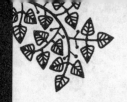

中去,供应代谢的需要。缺了铁,血红细胞的功能就无法实现。

④在遗传方面的作用,根据体外实验,一些微量元素可影响核酸代谢,核酸是遗传信息的载体,它含有浓度相当高的微量元素,如铬、钴、铜、锌、镍、钒等。这些元素对核酸的结构、功能和脱氧核糖核酸(DNA)的复制都有影响。

钙主要来源于奶、奶制品、乳酪、蜂蜜、沙丁鱼等食物。

含镁的食物有小米、荞麦、豆及豆制品、香蕉、坚果及海产品等。

含钾的食物有香蕉、柑、橙、山楂、鲜橘汁等。

含磷的食物有瘦肉、蛋类、动物肝肾、酵母、谷类、南瓜子、鱼禽肉等。

含铁的食物有动物血、肝脏、海带、酵母、葡萄干、草莓、牡蛎、牛肾、牛心等。

含锌的食物有牡蛎、牛奶、全麦、大虾、蛋黄、裙带菜、猪肉、蟹、胡桃等。

含铜的食物有杏仁、大麦、甜菜、绿花椰菜、蒜、扁豆、香菇等。

含锰的食物有盖菜、莲子、海带、干豆类、菠萝、海藻、全谷类、蓝莓等。

含铬的食物有啤酒、啤酒酵母、全谷类、乳制品、牛肝、香菇、火腿等。

含硒的食物有高丽参、大蒜、洋葱、奶油、小麦胚芽、糙米等。

含碘的食物有碘盐、海鲜、海带、芦笋、大蒜、大豆、菠菜、洋葱等。

含钠的食物有食盐、腌肉、甲壳类、胡萝卜、甜菜、牛肉干、马铃薯、香蕉等。

## 3. 蛋白质

蛋白质是人类及所有动物赖以生存的饮食要素。包括人在内的所有生物,其结构主要是由蛋白质提供。人体中的肌肉、韧带、肌腱、器官、腺体、指甲、头发、体液(胆汁及尿液除外)等均由蛋白质构成。蛋白质能制造身体细胞,帮助制造新的组织以替代坏死的组织,增加

免疫力，抵抗感染；调节体内水、电解质平衡，维持身体各种功能，预防水肿；并制造酶，有助食物转化为热能。

实际上，人体需要的不是蛋白质本身，而是构成蛋白质的物质——氨基酸。氨基酸与氮结合可以构成上千种不同的蛋白质。目前为人们所知的氨基酸有22种，其中8种为人体必需的氨基酸，即赖氨酸、异亮氨酸、亮氨酸、甲硫氨酸、苯丙氨酸、苏氨酸、色氨酸、缬氨酸。这8种氨基酸与其他氨基酸的不同之处在于它们不能在人体内自我合成，而必须从食物及营养补品中获得。

另外，组氨酸为儿童和婴儿的必需氨基酸。

除上述9种氨基酸外，还有丙氨酸、精氨酸、天冬酰胺、天冬酰胺酸、半胱氨酸、胱氨酸、谷氨酸、谷氨酰胺、甘氨酸、鸟氨酸、脯氨酸、丝氨酸，酪氨酸等13种。

每一种氨基酸都有它特定的功能，并且是预防各种病症发生所需的物质。

（1）赖氨酸：赖氨酸是构建人体蛋白质中极为重要的必需氨基酸，能协助抗体、激素、酶的制造，以及胶原蛋白的形成与组织的修复。由于赖氨酸可以帮助制造肌肉蛋白质，所以对那些刚做过手术或运动伤害的复原者尤其重要。另外，它也可以降低血清脂肪。

（2）色氨酸：色氨酸能治疗失眠症，帮助稳定情绪，并且与维生素 $B_6$、维生素 $B_3$（烟酸）及镁一起在大脑中发生作用，制造血液中的血清素，这是一种必需的神经活动传导物质及使人正常睡眠的神经激素。足量的维生素 $B_6$ 是形成色氨酸所必需的物质，而色氨酸是形成血清素的必需物质。

另外，色氨酸可以促进制造维生素 $B_6$ 所必需的生长素的分泌。

（3）甲硫氨酸：甲硫氨酸是含硫的氨基酸，可以辅助脂肪分解，预防肝及动脉的脂肪堆积，并且对帮助消化系统与其他物质作用以解除有害物质的毒性、帮助衰竭的肌肉等均有益处。在治疗某些精神分裂症中，甲硫氨酸有助于降低血液中组胺的含量，这种物质会导

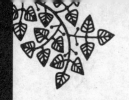

致脑部传递错误的信息。

（4）苯丙氨酸：苯丙氨酸作为神经传导所必需的氨基酸，是传达大脑和神经细胞之间信息的化学物质。它产生各种神经活动传导物，被大脑用来制造肾上腺素和多巴胺，这两种刺激传导物，可提高身体的灵敏度和活力。

（5）异亮氨酸：异亮氨酸能维持机体平衡，治疗精神障碍；有促进食欲和抗贫血的作用。如果缺乏这种氨基酸，会出现体力衰竭、昏迷等症状，异亮氨酸参与胸腺、脾脏及脑下腺的调节，以及代谢的调节。

（6）亮氨酸：亮氨酸能降低血液中的血糖值，对治疗头晕有作用，还能促进皮肤病、创口及骨折的愈合作用。如果缺乏亮氨酸会停止生长，体重减轻。亮氨酸还作用于平衡异亮氨酸。

（7）苏氨酸：苏氨酸是人体必需的氨基酸，缺乏时人体会消瘦，甚至死亡。苏氨酸还有转变某些氨基酸，达到平衡的功能。

（8）缬氨酸：缬氨酸能促使神经系统功能正常，还可作为肝昏迷的治疗药物。如果缺乏缬氨酸时，会造成触觉敏感度特别高，肌肉的共济运动失调。缬氨酸还有作用于黄体、乳腺及卵巢的功能。

食物中蛋白质必须经过胃肠道消化，分解成氨基酸才能被人体所吸收。食物蛋白质的营养价值取决于所含氨基酸的种类和数量。蛋白质可分为动物性蛋白质和植物性蛋白质两类。动物性蛋白质（高蛋白食物）来源于肉类、家禽、奶类、蛋类等；植物性蛋白质（低蛋白食物）来源于蔬菜、谷物、豆类等。

上述 8 种氨基酸对身体非常重要，而人体又不能自我合成。含有 8 种必需氨基酸的蛋白质称作全价蛋白。从肉、鱼、蛋、奶制品和一些蔬菜、水果中都能找到必需的氨基酸。

由于动物性产品不是理想的食物来源，所以专家建议人们从蔬菜、谷物、坚果类或鱼肉中吸收需要的氨基酸。人们可以吃含有 8 种必需氨基酸的蔬菜，或搭配着各种含有不同蛋白质的素食，都能使人们在 12 个小时之内得到 8 种必需的氨基酸。

含有 8 种必需氨基酸的食物有 *：大豆、大麻、奎奴亚藜、鳄梨、小米、螺旋藻（一般以补充品的形式）、绿藻（一般以补充品的形式）。同时注意那些含有 8 种氨基酸的肉、鱼和奶制品。全谷类食物（如糙米、黑面包、薄煎饼）、小扁豆（如木豆）；全谷类食物、坚果、豆类、果仁、鹰嘴豆泥、黑面包。

# 二、副食的保健功能

## （一）预防癌症的保健功能

从中医的角度看，每一种蔬菜、水果就是一味中药，对人体的健康具有一定的保健功能。

实验告诉人们，蔬菜当中的多种成分都对健康有益，吃完整的蔬菜要比吃分离出来的某种成分保健效果好得多。各种健康成分共同作用，要比仅仅吃一类健康成分的效果好。研究者推测，可能是因为如西红柿红素、类黄酮、花青素和硫苷类等的不同健康成分，通过不同的途径来抑制癌细胞，从而起到一种协同作用的效果。所以，如果要得到蔬菜、水果的保健好处，就应广泛摄取不同的蔬菜，对预防癌症会有好处。

### 1. 有预防胃癌的功能

胃癌是最常见的癌症之一，居我国消化道恶性肿瘤首位。世界卫生组织（WHO）的调查数据显示：我国胃癌的患病率和死亡率超过世界平均水平的 2 倍。

我国内地每年新发现胃癌患者 40 万，死亡 30 万人，且年轻患者的比例在升高。研究人员根据 100 万体检档案中随机抽取的体检资

---

* 引自［英］萨利·Ee 尔著《医生不懂的长寿秘密》。

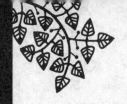

料分析发现:在1000例胃镜检查中可发现2～5例胃癌,最小的胃癌患者年仅10岁。全国年轻人患胃癌的人数已由20世纪70年代的1.7%上升至目前的3.3%,几乎增加了1倍。

能预防胃癌的蔬菜、水果有大蒜、白萝卜、茄子和莼菜、海带等蔬菜。

(1)医学研究证明,大蒜中的大蒜素可阻断或减少致癌物亚硝胺化合物合成;大蒜中的含硫氨基酸能激活巨噬细胞,使其包围癌细胞,或是刺激人体产生抗癌干扰素,提高人体对癌细胞的抵抗能力。另外,大蒜素还可抑制癌细胞生长,有效杀灭胃癌细胞、肝癌细胞、鼻咽癌细胞和白血病细胞等。所以经常吃生大蒜,可预防胃癌等癌症,原因是胃癌的发生与胃内存在的幽门螺杆菌(简称HP)密切相关,大蒜有抑制和杀灭HP的作用。

(2)白萝卜中含有干扰素诱生剂,可刺激机体产生干扰素,因而有抗癌、抗病毒作用。实验证明,这种物质对人的食管癌、胃癌、鼻咽癌、子宫颈癌等的癌细胞均有显著抑制作用。由于萝卜煮熟后干扰素诱生剂即被破坏,所以生吃细嚼后才能使它从萝卜细胞中释放出来。但要注意:吃后半小时不要喝水,以防有效成分被其他食物稀释。可每日或隔日吃100～150克。

(3)莼菜水生,盛产于太湖,叶片呈椭圆形,深色,浮于水面,嫩茎和叶背附着胶状透明物质。莼菜含有多种氨基酸,少量维生素 $B_{12}$,叶背分泌一种类似"琼脂"的黏液,含有多糖类。具有抗菌和抗癌作用。

临床观察,单用莼菜煮食治疗胃癌,获得满意疗效。食管癌、胃癌患者,可以莼菜配伍其他抗癌食物,如鹅血、豆腐等,做菜、做汤常服,可促进康复,预防复发。

莼菜中含有的黏液性多糖是一种良好的免疫促进剂,能明显促进巨噬细胞吞噬异物的功能,起到防治癌症的作用。

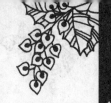

## 2. 有预防肠癌的功能

能预防肠癌的果蔬有圆白菜、海带、茄子、柑橘等。

(1)圆白菜中含有丰富的吲哚类化合物,实验证明,"吲哚"具有抗癌作用,能保护人类免患肠癌。另外,圆白菜中含有"萝卜硫素",这种成分能刺激人或动物细胞产生对身体有益的酶,进而形成一层对抗外来致癌物侵蚀的膜。它是迄今为止所发现的蔬菜中最强的抗癌成分。

圆白菜生吃食疗效果最好,可以用来凉拌、做沙拉或榨汁。即使做熟也不宜加热过久。以免其中的有效成分被破坏。

(2)在食用海带居日本之首的冲绳县,癌症患病率和病死率一直是日本最低的。经日本某生物研究所的研究结果证实,海带中含有一种名叫"岩藻多糖"的物质,能诱导癌细胞自杀。

岩藻多糖从结构上可以分 F 和 U 两种类型,能把癌细胞赶入绝境的只是 U-岩藻多糖。研究者把从海带中获得的天然 U-岩藻多糖制成每升 1 克浓度的液体,注入内有 1 万个结肠癌细胞的培养皿内。结果发现,24 小时后有 2/3 癌细胞死亡,72 小时全部死亡。而且,在这过程中发生了一种名叫"脱离"的细胞自杀现象,那就是用细胞自身的 DNA 分解酶将癌细胞的 DNA 切断,促进癌细胞达到"自杀"的目的。这种脱离现象是物体为了排除不必要细胞的机制之一,正如树木过冬时为了节省热能而让叶柄自杀,使树叶脱落。

作为上述实验对比的观察,在不注入 U-岩藻多糖的 72 小时,癌细胞增殖了 10 倍,达到 10 万个左右。另外,在骨髓性白血病细胞中和胃癌细胞的实验中,也得到相同的结果,并且,U-岩藻多糖不会影响正常细胞。

(3)美国国家癌症研究所的研究人员曾指出,如果每周吃 4 次豆类食品,将有助于预防肠癌。专家指出,豆类食品富含镁、钾、叶酸,以及纤维素等营养成分,正好可以弥补脂肪类食品缺乏的营养。一些人不太愿意多吃豆类食品,可能是因为担心会导致腹胀,但如果在

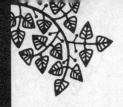

烹制豆类食品时加入生姜、桂皮或柠檬,就可以减少这样的感觉。

(4)美国的科学家发现,葡萄子有对抗大肠癌的功效。最新研究表明,葡萄子提取物可以明显地阻止肠癌细胞的生长,使大肠癌肿瘤缩小。因为葡萄子能增加肿瘤中蛋白 Cipl/p21 的含量,这种蛋白可以冻结细胞循环再生长,从而导致癌细胞的自我毁灭。葡萄皮和葡萄子都富含抗氧化剂,有积极的抗癌作用。

(5)国际上对酸奶的最新研究指出:酸奶能治疗神经性厌食症,提高机体的防病能力,调节肠功能和免疫系统,还能使人体较好地吸收营养,减少结肠癌和乳癌的危险。酸奶中的乳酸菌能改善体质,还可帮助人体排泄有毒的物质,是预防肠道感染的极佳药方。英国剑桥大学研究表明,澳大利亚结肠癌发生率是中国人的 4 倍,主要原因之一就是摄入的淀粉少。专家们指出,香蕉、马铃薯、豌豆等富含淀粉类食物中的丁酸盐能直接抑制大肠细菌繁殖,是癌细胞生长的强效抑制物质。

### 3. 有预防乳腺癌的功能

能预防乳腺癌的果蔬有圆白菜、胡萝卜、南瓜、西红柿和苹果等,以及红色表皮的水果和蔬菜。

(1)墨西哥国立理工学院医学研究人员经过多年研究,发现并证实圆白菜和胡萝卜中含有多种抑制乳腺癌细胞生长的物质。

由于圆白菜和胡萝卜等蔬菜中含有大量抗氧化剂的维生素 C、维生素 E 和维生素 A,以及 β 胡萝卜素等,能有效减少癌细胞产生自由基的数量,遏制癌细胞生长。

研究证实圆白菜、胡萝卜、南瓜、西红柿和苹果等蔬菜和水果含有大量的胡萝卜素,它在人体内转变成有利于防止乳腺癌和肺癌的维生素 A,不仅能维持上皮组织的正常功能,而且具有抗癌防衰老的作用,对人体保持健康十分重要。

美国纽约激素研究所的科学家发现,中国和日本妇女乳腺癌发病率之所以比西方妇女低得多,是由于她们常吃白菜的缘故。白菜

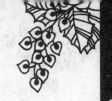

中有一些微量元素，它们能帮助分解同乳腺癌相联系的雌激素。

（2）美国癌症研究会曾公布了一份抗癌食物排行榜，这些抗癌食物是圆白菜、全谷物、十字花科蔬菜、大蒜、银杏。圆白菜名列前茅。并指出，那些在更年期每周摄取 3 份或更多份圆白菜的妇女，与那段时间每周摄入 1.5 份以下圆白菜的妇女相比，乳腺癌的风险降低了72%。不过，研究小组发现，长时间烹调的圆白菜，比如炖的和煨的圆白菜，不能降低患病风险，以生的或短时间烹调过的圆白菜最好。

（3）新加坡研究人员发现，红苹果和红辣椒等"红皮"水果和蔬菜对乳腺癌等肿瘤有防治作用。实验发现，"红皮"瓜果蔬菜中所含的某些植物的化学成分，可有效遏制肿瘤细胞中蛋白质的生长，同时还能降低肿瘤细胞对雌激素的反应能力。研究人员称，除了红苹果和辣椒外，洋葱、紫葡萄等也含有该植物的化学成分，该成分对前列腺癌和其他癌症也有抑制作用。

（4）意大利研究人员发现，偏好肉食和奶制品的女性患乳腺癌的几率较低。意大利某些大学研究人员按饮食习惯把 3 600 名患乳腺癌或卵巢癌的女性，以及 3 413 名同龄健康女性划为 4 类群体："动物食品"偏好者；"维生素和纤维素"偏好者；"不饱和脂肪酸"偏好者；"高淀粉"偏好者。

研究发现，偏好"动物食品"的女性罹患乳腺癌的几率较低。同时，相比维生素和纤维素摄入量最少的女性，偏好"维生素和纤维素"的女性罹患卵巢癌的几率要低 23%。

（5）日本一项研究报告称，常吃豆制品的女性患乳腺癌的风险较低。研究人员在对约 2.5 万名年龄在 40～69 岁之间的女性进行了平均 10.5 年的跟踪调查后发现，血液中染料木黄酮浓度高的女性比浓度低的女性患乳腺癌的几率小，而豆制品中则富含染料木黄酮。研究人员发现，血液样本染料木黄酮浓度最高的女性患乳腺癌的风险是浓度最低的女性的 1/3，而染料木黄酮浓度最高的女性通常每天食用 100 克左右豆腐或大约 50 克纳豆。

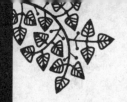

### 4. 有预防胰腺癌的功能

能预防胰腺癌的蔬菜和水果有黄绿色蔬菜和橘子,以及柑橘类水果。

美国旧金山加州大学的研究人员发现,每天食用一定量的山药、玉米、胡萝卜、洋葱或其他类的蔬菜,可以降低患胰腺癌的风险。

据路透社报道,这些研究人员曾公布的研究报告说,深绿色叶菜,比如菠菜和甘蓝,以及花椰菜之类的十字花科蔬菜,也有很好的防胰腺癌的作用。

研究人员曾对2 233名受访者进行了跟踪调查,将他们平时食用的农产品加以分类,并询问其他因素,比如总体饮食和吸烟情况等。这批人中有532名胰腺癌患者。研究人员将癌症患者的餐饮习惯与其他1 701人进行了比较,结果发现每天食用至少5份蔬菜的人患胰腺癌的几率是每天只食用2份以下蔬菜的人的一半。

研究人员还发现,吃水果也有助于防止胰腺癌,尤其是橘子和其他柑橘类水果,但是它们的功效远远比不上蔬菜。

### 5. 有预防前列腺癌的功能

(1)多吃西红柿助防前列腺癌:前列腺癌是男性的杀手,医学专家建议应多吃西红柿。哈佛大学在1995年发表的一个长期追踪报告中指出,每周吃10个以上西红柿的人,患前列腺癌的机会比一般人少了45%。西红柿的作用不仅是预防,即使是已患前列腺癌,西红柿也能减缓癌细胞的侵犯。美国底特律癌症中心以患了前列腺癌的患者为研究对象,3周后发现吃西红柿萃取物的患者癌细胞恶化、转移的现象都明显变慢。

美国科研人员在一项动物实验中发现,同时食用西红柿和椰菜花(又称作绿菜花),这两种被认为具有防癌效果的食物,预防前列腺癌的效果比单独食用其中一种更好。研究人员建议,对于那些处于观察并等待接受化疗、放疗的前列腺癌老年患者来说,应该考虑在他

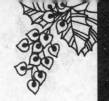

们的日常食谱中安排经常同食西红柿和椰菜花。而未患病的成年男性也可用此方法预防前列腺癌。

为提高西红柿的防癌效果,西红柿熟食效果更佳。因为西红柿不易释出脂溶性西红柿红素,这种营养成分与蛋白结合又被纤维素包裹,需加温烹煮后西红柿红素才会更多地释放出来。香港研究者报道,西红柿含的西红柿红素能降低恶性肿瘤产生的几率。对胃癌、肺癌、睾丸癌,尤其有对抗功效。

(2)多吃豆制品助防前列腺癌:多吃豆制品可有效降低前列腺癌发病几率。豆制品经肠道消化吸收后,会产生一种特殊成分牛尿酚,它可有效抑制雄激素双氢睾酮,从而预防前列腺癌。专家说,应多吃易消化的豆制品,如豆腐、豆皮等,如有可能,最好备有豆浆机,每天早晨喝1杯豆浆,长期坚持可降低前列腺癌发病率。

### 6. 有预防肝癌的功能

日本曾有两项研究成果显示,平时并不起眼的中国柑橘降低患肝癌、心脏病、中风和糖尿病风险的效果非常明显。这使柑橘摇身一变成了最新的"抗癌水果"。

科研人员让肝炎患者都喝一些胡萝卜汁和橘子汁等混合饮料。1年后,与具有相同病情但没有饮用类胡萝卜汁和橘子汁的患者相比,他们当中没有发现有一人患肝癌,而后者发展成肝癌的几率是8.9%。

意大利研究人员曾研究发现,牛奶和水果能减少患肝癌的几率。摄取大量的牛奶和酸乳酪,可使患肝癌的危险减少78%。因此,为预防肝癌,就应该采用正确的饮食方式,增加蔬菜和水果的摄入量。

### 7. 有预防肺癌的功能

日本农科与医学机关通过比较血液的方式再次确认,柑橘有抑制癌症发生的功效。科研人员曾对180名健康者血液里的玉米黄质(CRP)含量进行比较,结果发现食用柑橘越多的人,血液中玉米黄质

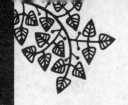

的含量越高；对 100 名大肠癌和肺癌患者血液进行检查的结果表明，他们血液中的玉米黄质含量要比健康者低大约 20%。

玉米黄质是柑橘类水果中的色素类胡萝卜素的一种，和胡萝卜中的胡萝卜素一样，对癌症有抑制作用，它在柑橘中的含量特别丰富。

专家建议，每天吃 2 个柑橘，就可望获得抑制癌症发生的最佳效果。

### 8. 有预防消化道癌的功能

大蒜被人们称为抗癌之王，其理由是：

大蒜可抑制产生亚硝酸胺的细菌，所含维生素 C 均可阻断亚硝酸胺的形成，可防治消化系统癌及鼻咽癌；大蒜含硒高。硒为很强的抗氧化剂，可提高机体的免疫功能，防止维生素 C 缺乏，可对预防乳腺癌、结肠癌和前列腺癌有利；大蒜中的锗含量尤为丰富。锗是人体干扰素的诱发剂，可诱发机体产生干扰素，提高免疫力而发挥抗癌作用，特别是对消化道癌，可谓是克星。台湾医生在对癌症患者化疗后，推荐服用大蒜。

研究与实践均已证明，蔬菜和水果有防治癌的功效。这种对癌症的防治功效和不同种类的蔬菜、水果有关；同时，与蔬菜、水果的摄入量也很要紧。吃一点点儿蔬菜是不能获得其健康效应的。该吃的量应为膳食量的 10% 的份额，为此每天就需摄入 500～1 000 克，即1～2 斤蔬菜，而且别忘记，其中最好能有一半以上的深绿、红色或橙色蔬菜。还需记住，蔬菜烹调应该清淡，油脂浸透、炒煳烤焦的蔬菜，是没有防癌效果的。

### 9. 吃圆白菜可防膀胱癌*

美国研究人员调查了 275 名膀胱癌患者与 825 名健康人，跟踪他

---

\* 引自 2008 年 4 月 28 日《老年文摘报》。

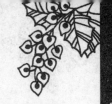

们是否有吃圆白菜的习惯。结果发现,不吸烟且每日吃圆白菜多于 3 次的人,患膀胱癌的几率减少 73%;无论是否是烟民,每月吃圆白菜多于 3 次的人,患膀胱癌的几率低 40%。另外,煮熟的圆白菜没有抗癌效果。烹煮会破坏圆白菜中 60%～90% 的异硫代氰酸盐。圆白菜所含的化合物有可能从膀胱内部保护膀胱:膀胱就像一个贮藏袋,膀胱癌大多发生于膀胱内部的上皮细胞层,直接与尿液接触,时刻面临尿液中有毒物质的侵蚀。

**10. 摄取多种颜色的五彩蔬菜减少患癌症的风险**

(1)科学实验证实,蔬菜中的多种成分都对健康有益,吃完整的蔬菜要比吃从蔬菜中分离出来的某种成分保健效果要好很多。而各种健康成分共同作用,要比仅仅吃一类健康成分效果更好。研究者推测,可能因为不同的健康成分,如西红柿红素、类黄酮、花青素和硫苷类等,通过不同的途径来抑制癌细胞,它们可能起到一种协同作用的效果。

(2)美国癌症学会曾提出:"五色蔬菜搭配法",建议人们每天吃红色、黄色、绿色、紫色、白色共 5 种颜色的蔬果制成的沙拉。

①红色药用蔬菜。红色药用蔬菜发挥"药效"的成分主要是西红柿红素和花青素。代表蔬菜是甜菜、西红柿、胡萝卜、红辣椒;代表水果是苹果、草莓、西瓜、石榴、樱桃。主要功能是预防癌症,增强记忆力,减轻疲劳和稳定情绪。

②黄色药用蔬菜。黄色药用蔬菜的"药效"成分是维生素 C 和类胡萝卜素。代表蔬菜是南瓜、胡萝卜、红薯、香瓜。代表水果是橘子、桃子、橙子、柿子、杏、菠萝、柠檬、芒果、木瓜;主要功能是预防胃病,预防癌症,保护视力,提高免疫力,强化心血管系统功能。

③绿色药用蔬菜。绿色药用蔬菜的"药效"成分是叶黄素。代表蔬菜是甘蓝、荠菜、菠菜、圆白菜、芦笋、菜花、豌豆、黄瓜;代表水果是猕猴桃、酸橙、鳄梨、青葡萄、青苹果。主要功能是预防癌症、保护视力、帮助消化、坚固骨骼。

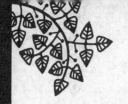

④紫色药用蔬菜。紫色药用蔬菜的"药效"成分是花青素和多酚。代表蔬菜有茄子、紫甘蓝;代表水果是葡萄、李子、葡萄干、李子干、无花果。主要功能是预防癌症,增强记忆力。

⑤白色药用蔬菜。白色药用蔬菜的"药效"成分是蒜素和硒,代表蔬菜有蘑菇、菜花、洋葱、大蒜、生姜。代表水果是香蕉、梨、白桃。主要功能是预防癌症,强化心血管系统功能,降低胆固醇。

## (二)降脂、降压和降血糖的保健功能

### 1. 降脂、降压的蔬菜谱

(1)洋葱:近年来发现洋葱可预防高血脂和冠心病。此外,它还含有能刺激血溶纤维蛋白活性的成分。洋葱也是目前所知唯一含前列腺素的植物。洋葱的成分特点,是它对人体具有扩张血管、降低外周血管和心脏冠状动脉的阻力,对抗体内儿茶酚胺等升压物质以促进钠盐排泄等作用。据实验,一般冠心病患者,每日食用50~75克洋葱,其作用比目前临床常用的降血脂药安妥明还要强。如果每天能吃半个洋葱(约100克)左右,持续8周,就能使"好胆固醇"浓度增加20%。但洋葱生吃效果最好,烹调越久,降胆固醇效果就越差。

(2)大蒜:有专家认为,大蒜可辅助高密度脂蛋白清理血管壁"垃圾"——胆固醇,是动脉血管的"清洁工",对冠心病患者有帮助。

冠心病是由动脉硬化、血流不畅而导致的,而大蒜的成分里恰恰含有血小板解聚剂,能够使血流畅通。另外,大蒜含有丰富的抗氧化剂,据统计有15种之多。这些抗氧化剂可以对抗动脉壁造成损害,使之硬化狭窄的诸因子,它可以抹平动脉的"伤痕",逆转动脉硬化的"时钟",长期食用能明显降低血脂含量。另外,大蒜精油能使体内前列腺环素升高,后者具有抑制血小板聚集、扩张冠状动脉的作用。因此,前列腺环素增加也可减轻动脉粥样硬化的程度。实践证明,每天食用3克大蒜,可使血液胆固醇含量明显下降。或者说每天吃3瓣大蒜,持续8周,能使血中"坏胆固醇"浓度下降10%。英国的医学专家

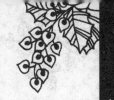

发现,大蒜有溶解体内瘀血作用。因此,可用于冠状动脉血栓等症。

食用大蒜时,生吃比熟吃作用效果明显,但要注意,不可空腹食用;长期过量吃大蒜有害眼睛。中医有"大蒜百益独害目"之说,故眼疾患者应减量。合并有胃及十二指肠溃疡或胃酸过多者也应少吃。

(3)胡萝卜:众所周知,胡萝卜富含维生素 A,每 100 克胡萝卜中含胡萝卜素 362 微克(换算成维生素 A 相当于 2 015 国际单位);它还含 5 种人体必需的氨基酸,十几种酶及钙、磷、铁、氟、锰、钴等无机盐元素和纤维素,这些成分显然对防止冠心病大有好处。胡萝卜中还含有槲皮素、山奈酚等。临床医学已证明它能增加冠状动脉血流量、降低血脂、促进肾上腺素的合成,因此胡萝卜又具有降血压、强心等功能。

(4)大豆制品:大豆制品中含有植物固醇,能阻止肠道吸收食物中的胆固醇,卵磷脂能阻止胆固醇沉积在血管壁上形成动脉粥样硬化斑块,大豆蛋白又能显著降低血清胆固醇、低密度脂蛋白和三酰甘油的水平。

黄豆本身就是高血脂和动脉硬化患者的有益食物。黄豆生成豆芽后,糖类中的产气因子被破坏,食用后不会产生腹胀等不适感觉,这对冠心病患者更为有利;黄豆发芽后,有碍于消化吸收的植物凝血素消失,不利于维生素 A 吸收的抑制氧化酶被去除,妨碍人体对微量元素吸收的植酸被降解,这一切对患者有效利用黄豆营养和改善症状更为有利。

日本国立研究所进行了一次实验,他们给一组试验者先吃普通粮食,然后顿顿吃肉,接着再吃 40 克冻豆腐,每日 4 块,在吃冻豆腐期间,每日只喝 1 瓶牛奶,吃 3 个鸡蛋,禁吃其他高蛋白的食物。结果这组患者在吃普通粮食到顿顿吃肉的 1 周内,其胆固醇平均值明显升高。而在加吃冻豆腐之后,其胆固醇大大下降。这说明在冻豆腐中,所含的大豆蛋白能起到降低胆固醇的作用。

(5)茄子:茄子具有清热、活血、散瘀、消肿、止痛、祛风、通络

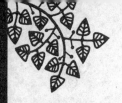

等功能,药用价值较高。特别是对于动脉硬化、高血压、冠心病等患者具有辅助治疗作用,常吃茄子可以预防脑中风和视网膜出血。茄子还可增加微血管的韧性与弹性,对微血管有较好的保护作用,可防止小血管出血。因此,常吃茄子有利于预防心脏病和中风的发生。

茄子含 B 族维生素、维生素 C、胡萝卜素等,紫色茄子还含维生素 P。常食茄子可防止血液中胆固醇水平增高,还具有预防黄疸、肝肿大、痛风、动脉硬化等病症的作用。茄子纤维中含有皂苷,具有降低血液胆固醇的功效,它与维生素 P 协同作用,对于提高微血管弹性、防止小血管出血更有明显效果,有利于心血管疾患的防治。

(6)海带:海带内含有大量的不饱和脂肪酸,能清除附在血管壁上的胆固醇。海带中的食物纤维,能调节肠胃,促进胆固醇的排泄,控制胆固醇的吸收。海带中钙的含量极为丰富,能降低人体对胆固醇的吸收,降低血压。这 3 种物质协同作用,降血脂效果极好,有很高的食疗价值。

(7)油菜:油菜是蔬菜中人们常吃的蔬菜,油菜中含多种营养素,每 100 克中含蛋白质 1.8 克,脂肪 0.5 克,膳食纤维 1.1 克,胡萝卜素 620 微克,维生素 C 36 毫克,钙 108 毫克,铁 1.2 毫克,锌 0.33 毫克,硒 0.79 毫克。油菜的食疗价值,可称得上蔬菜中的佼佼者。常吃油菜有净化血液、降低血压、保护视力、清热解毒的作用。油菜还有促进血液循环、散瘀消肿的作用。油菜中的叶黄素,能促进维持眼睛功能的视紫质合成,起到明目的作用。

(8)黄瓜:近年来有研究显示,黄瓜富含具有抑制糖类物质转化为脂肪的丙醇二酸,有助于人们减肥健美;同时,黄瓜还含有丰富的维生素 E,能抗衰老。原先的研究已证实,黄瓜富含糖类、胡萝卜素、维生素 C 和无机盐等物质,其中维生素 C 能增强人体血管弹性,防止硬化;黄瓜叶、藤、根均可入药,清热解毒、利尿,尤其是黄瓜藤有降血压作用。

(9)香菇：香菇有调节人体新陈代谢、降血脂、降血压作用,还能降低肝脏中的脂肪和胆固醇的含量。

香菇为高蛋白、低脂肪的食用菌,是延年益寿的上品,自古就有"蘑菇皇后"的美誉。

在香菇中含有一种叫麦角固醇的物质,一般蔬菜中较缺乏,经日光照射或紫外线照射,都可转变为维生素 $D_2$,有预防小儿佝偻病的作用。同时还含有多糖类物质,可提高人体免疫力,有明显增强机体抑制癌细胞生长的能力,增强抗癌作用。香菇多糖片被国际上称为防癌治癌的"核武器"。香菇中还含有丰富的生物碱——香菇嘌呤,具有降胆固醇及预防动脉硬化的作用。其中,腺嘌呤有预防肝硬化作用。香菇中含有黑色素物质,可使重要器官功能加强,所以香菇能增加人体活力,使人精力充沛。将香菇去除根柄,用清水清洗后晒1天,可提高维生素 D 的含量。将香菇放入广口瓶,倒入食醋,放进冰箱冷藏,1 个月即可食用。醋浸香菇能降低体内胆固醇含量,改善高血压和动脉硬化症状,预防中风。

但要注意:香菇的性质较腻滞,故中寒并带滞者应禁用。病后、产后发痘者应慎用。

(10)黑木耳：黑木耳有抗血小板凝集和降低血脂及阻止胆固醇沉积的作用。1985 年,北京市心肺血管研究中心研究人员经动物实验及临床观察也证实:每日食用5～10 克黑木耳有明显的抗血小板聚集、抗凝、降胆固醇作用,与服小剂量阿司匹林相当,而且没有长期过量服用阿司匹林会出现眼底出血的不良反应。

药理实验证明:黑木耳具有血液凝固作用。研究发现,黑木耳中有可使人的凝血时间明显延长的物质,有延缓血液凝固的作用。能疏通血管,防止血栓形成,因而可防治心脑血管疾病。对治疗高血压、动脉硬化有辅助作用。

总之,现代人患高脂血症者较多,因而心脑血管病患病率较高,主要原因为高凝体质,再加上高凝食物。建议平日多食用一些黑木

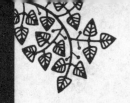

耳,对防治已列为第一杀手的心脑血管疾病会有补益的。现介绍一个防血栓及调血脂的偏方供参考:

黑木耳 15 克,瘦肉 10 克,生姜 3 片,大枣 5 枚,用 6 碗水煲成 2 碗,也可加少许食盐及味精调味,每天 1 次,30～40 天为 1 个疗程。

另外,每日 5～10 克,每天 1 次,配成汤菜皆可(相当于 500 克吃50～100 天)。

(11)动物性食物中最理想的是鱼:现代营养学家观点:"宁吃飞禽四两,不吃走兽半斤。"还有"吃四条腿的不如吃两条腿的(吃猪、羊、牛不如吃鸡、鸭、鹅)"。"吃白肉不吃红肉","吃两条腿的不如吃一条腿的(如蘑菇),吃一条腿的不如吃没腿的(如鱼)"。

鱼是食物中最理想的动物食品。可预防影响人体健康的多种疾病,营养高于家畜及家禽食品,易吸收。牛肉需 5 小时在胃中消化,鱼肉仅需 2～3 小时。鱼肉中的蛋白 83％～90％被吸收,家畜仅 75％被吸收,而且鱼肉柔软可口,极适合老年人和儿童食用。

鱼肉成分中所特有的一种名为塔沃林(Taurin)的氨基酸可预防高血压;俄罗斯《汽笛报》曾报道这种氨基酸能够刺激调节血糖的胰岛素的分泌。

另外,鱼肉中富含不饱和脂肪酸,能降低血胆固醇和三酰甘油,升高高密度脂蛋白,抑制血小板凝集,防止动脉硬化。海鱼降脂作用更好,像生活在北极的爱斯基摩人因大量食用海鱼,竟无人患动脉粥样硬化性心脏病。海鱼的 ω-3 脂肪含量非常高,最健康的吃法是清蒸。每周 2 次,每次 150 克以上即可。

但吃鱼一定要配合蔬菜、豆制品。日本人主张吃全鱼,即连内脏一起吃。经常吃小鱼虾的人对长寿会更有利。因为鱼头、内脏有生命源物质。

**2. 降血糖的蔬菜水果**

(1)山药:对糖尿病有预防及治疗作用,并可明显对抗肾上腺素及葡萄糖引起的血糖升高。

（2）苦瓜：能刺激β细胞分泌胰岛素，可降低血糖并延迟糖尿病继发白内障的发生，或在低血糖出现之前，缓解神经或其他系统并发症。

（3）辣椒：含辣椒素，可干扰肠内葡萄糖吸收而明显降低血糖。

（4）大蒜：榨汁可降低血糖并增加胰岛素水平。

（5）洋葱：含有类似降糖药物"甲磺丁脲"物质。若取 150 克洋葱，100 克牛肉，分别洗净切丝，加调料炒食，能起到补虚益气降血糖的作用。将一个洋葱洗净切成薄片，放到微波炉里加热 2～3 分钟，再将洋葱放到容器里，加入 5 大汤匙食用醋，然后放在冰箱里，每天早餐用这种洋葱佐餐，可有效降低血糖。

（6）胡萝卜：将其中的石油醚提取物分离出来的无定形黄色成分有明显的降血糖作用。

（7）文蛤：水煎液明显降低血糖。

（8）紫菜：所含多糖，能降低血胆固醇、三酰甘油含量，具有一定的降糖功效。

（9）银耳：所含多糖，可降低血胆固醇、三酯甘油、β-脂蛋白含量，并可减少摄入高胆固醇。同时，对血糖有降低及预防糖尿病的作用，并使葡萄糖耐量恢复正常。

（10）薏苡仁：含多糖素，可显著降低血糖。

（11）黑芝麻：提取物可降血糖，增加肝糖原及肌糖原含量。

（12）鱼：近年来研究表明，糖尿病的发生与某些微量元素的缺乏有关。而常食鱼的地区，糖尿病患病率极低，其原因在于鱼所含微量元素丰富。

（13）魔芋：能使血糖、糖化血红蛋白明显降低。

（14）黄瓜：有降血糖的作用，对糖尿病患者来说，黄瓜也是亦蔬亦果的好食物，但脾胃虚弱、腹痛腹泻、肺寒咳嗽者不宜多吃。

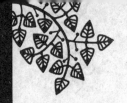

## (三)抗污染的保健功能

### 1. 海带抗辐射

最近研究发现,海带的提取物海带多糖可减轻同位素、射线对机体免疫功能的损害,并抑制免疫细胞的凋亡而具有抗辐射污染的作用。

### 2. 血豆腐抗粉尘

现代医学研究发现,猪血、鸡鸭血中的血浆蛋白经胃酸和消化酶分解后,产生可解毒、润肠的物质,与侵入人体的粉尘、有害金属微粒发生反应,变成不易被人体吸收的废物,从消化道排出体外。

### 3. 小米抗噪声

在噪声环境中,体内的 B 族维生素消耗量很大,因而多吃小米可以减少噪声的损害,提高听力,预防听觉器官损伤。抗噪声污染的还有燕麦、玉米。

### 4. 牛奶可以驱铅

每天早晚饮用牛奶可以达到驱铅的目的,因为牛奶所含的蛋白质成分能与人体内的蛋白结合成化合物,不但阻止人体对铅的吸收,还可以促进铅的排泄。另外,牛奶中含有丰富的钙,而钙、磷比例恰当可以增强机体铅负荷。

日本专家经动物实验确认,牛奶和人类母乳都含有的成分乳铁蛋白,具有防止放射伤害的功效。乳铁蛋白具有抗氧化作用,可除去癌症诱因之一的活性氧。研究人员认为,乳铁蛋白能防止放射伤害,也是这种抗氧化性质在起作用。

### 5. 胡萝卜排汞

胡萝卜中含有的大量果胶能与汞结合,有效降低血液中汞离子的浓度,加速其排出体外。

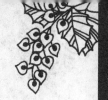

### 6. 黑木耳抗镉

慢性镉中毒会造成人体肾脏损害,或引起骨骼疾病等。而黑木耳含有植物的胶质,可吸附通过消化道进入人体内的镉,将其排出体外。

## (四)减肥的保健功能

### 1. 芹 菜

意大利米兰大学的研究表明,芹菜含有刺激体内脂肪消耗的化学物质,再加上其富含粗纤维、维生素 A、维生素 C,而且大部分为水分及纤维素,所以热能很低,吃多了也不怕,故而有较好的减肥效果。研究人员向人们推荐吃一种涂上花生酱的芹菜。据说每天早晚各吃 20 克,1 周可有减轻体重 2 千克的效果。

但要注意:芹菜性凉,对脾胃虚弱、大便溏薄者不宜多食。

### 2. 冬 瓜

冬瓜含有丰富的蛋白质,粗纤维,钙、磷、铁、胡萝卜素等,内含丙醇二酸,它能抑制糖类转化为脂肪,可阻止体内脂肪堆积。尤其冬瓜含钠低,而且不含脂肪成分,又有较强的利尿作用,故有减肥功效。冬瓜没有糖分,也是糖尿病患者很好的食品。

注意:因冬瓜性凉,平日素体虚寒,胃弱易泄者慎用。

### 3. 香 菇

香菇含有人体必需的八种氨基酸中的 7 种。富含核酸物质,可抑制胆固醇的增加,达到减肥功效。它还能促进血液循环,抑制黑色素,滋养皮肤。其他菇类,如金针菇、蘑菇、草菇等,都不具有热能,是减肥者很好的食品。

### 4. 绿豆芽

现代人多缺少纤维素,可以多吃蔬菜,对健康有益。炒绿豆芽时加一点儿醋,可防 B 族维生素流失,又可加强减肥功效。

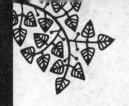

### 5. 海 带

海带含淀粉、硫酸酯等多糖类物质。有降脂作用,油腻过多的食物中加入一些海带,可以减少脂肪在体内的蓄积,防止发胖,保持体型健美。用海带煮水,可防止肥胖症,以及急性肾功能衰竭。

### 6. 茄 子

茄子是碱性食品,几乎都是水分和纤维,但其含维生素 P,可预防血管硬化,降低胆固醇,所以可用来减肥。

## (五)护牙的保健功能

### 1. 芹 菜

芹菜中含有大量的粗纤维,不但可以刺激胃蠕动,促进排便,还能清除一部分牙齿上的食物残渣,减少蛀牙的机会,从而起到保护牙齿的作用。因为在咀嚼时,粗纤维通过对牙齿的机械性摩擦清洗,擦去了黏附在牙齿表面的细菌,而且越费劲咀嚼越能刺激唾液腺分泌,平衡口腔的酸碱值,既能达到自然抗菌的效果,又能减少牙菌斑的形成。

### 2. 洋 葱

洋葱的香辣味除了可增加人的食欲外,还有一定的保健作用,那就是洋葱里的硫化合物是强有力的抗菌成分,能杀死多种细菌,其中包括造成蛀牙的变形的链球菌和造成龋齿的变形杆菌。因此,常吃洋葱可保护牙齿。当然,新鲜的洋葱最好。

### 3. 香 菇

香菇所含的香菇多醣可以抑制口中细菌所致牙菌斑,不论煮汤、清炒或凉拌都很可口,在保护牙齿的同时还可以提高免疫力。

### 4. 粗 粮

粗粮中含有丰富的膳食纤维,所以进食时需要反复咀嚼,对牙齿

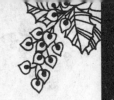

的机械性摩擦,有利于牙齿和牙龈肌肉组织的健康,不仅有利于预防牙病,还可使附着在牙齿表面和牙龈上的食物残渣,随咀嚼产生的唾液和口腔的摩擦得到清扫,同时牙龈肌肉得到按摩,加速了血液循环,增进了肌肉组织的健康。

### 5. 葡萄酒

意大利科学家最新公布的一项科研成果:红、白葡萄酒能有效防治龋齿和牙床的多种危险病变。

据报道,科学家将 100 毫升葡萄酒倒入盛放有近 80 种微生物的杯子里,经过一段时间对杯中微生物进行分析,发现这些寄生于人类口腔、能导致龋齿等口腔疾病的细菌竟荡然无存。

科学家们认为葡萄酒含有抗菌成分,能杀死链球菌和葡萄球菌等威胁人类口腔健康的细菌,对护牙有奇效。

导致龋齿的原因很多,多年来,人们一直在寻求防止龋齿的良方。奶制品和蔬菜都能保护牙齿,葡萄酒富含抗菌物质,古希腊人就曾将白葡萄酒添加到饮用水中进行消毒。因此,如果饮用适度,葡萄酒是最健康、最卫生的饮品。当然,葡萄酒不能代替牙膏。

## (六)预防白内障的保健功能

研究发现,强大的抗氧化剂能够保护对抗氧化伤害所累积的影响,使眼睛不受阳光紫外线的损害,进而起到预防白内障的作用。抗氧化剂有两种:

### 1. 富含叶黄素和玉米黄质的蔬菜

这种抗氧化剂是类胡萝卜素的一种,具有很强的抗氧化作用。

叶黄素和玉米黄质可以吸收进入眼球内的有害光线,可凭借其强大的抗氧化性能,预防眼睛老化,延缓视力的减退,从而达到最佳的晶状体保护效果,能够将晶状体细胞所受的紫外线辐射损伤降低50%～60%,其抗氧化效果是维生素 E 的 2 倍。

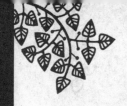

叶黄素和玉米黄质常见于深绿色蔬菜中,包括菠菜、青椒、绿色花椰菜、芥蓝、羽衣甘蓝等,都含有丰富的叶黄素和玉米黄质,能够帮助吸收紫外线,保护眼睛免受紫外线的损害,从而有效预防白内障的发生。

### 2. 富含维生素 C 的蔬菜

维生素 C 已被发现能够保护眼睛晶状体的蛋白质和其他成分。维生素 C 能够帮助胶原加强微血管的力量,从而营养视网膜,达到避免紫外线损害的效果。研究表明:健康人眼睛的晶状体里维生素 C 的含量很高,而白内障患者眼睛的晶状体里维生素 C 的含量就相对少得多了。

新鲜蔬菜和水果,尤其是深绿色蔬菜,如萝卜缨、芥蓝、青椒、盖菜、菜花、西蓝花、青苋菜、荠菜、菠菜等,都含有丰富的维生素 C,能够保护眼睛晶状体的蛋白质,帮助胶原加强微血管的力量,达到避免紫外线损害的效果,有效的预防白内障的发生。

## (七)健脑的保健功能

### 1. 十字花科蔬菜健脑护脑

美国研究人员发现,老年人平时吃十字花科蔬菜较多,其记忆力、口头表达能力和注意力随年龄增长而减退的趋势相对缓慢。这些蔬菜包括:西兰花、菜花、长叶莴苣和菠菜。

### 2. 富含硒的蔬菜延缓大脑衰老

法国科学家经过对 1 000 多名老年人的长期追踪调查,发现老年人的大脑衰老与血浆中缺少硒和某些类胡萝卜素有关,从而证明饮食结构对大脑衰老有重要影响。

研究发现,老年人认知能力的退化与他们血液中硒的减少有密切关系。还发现,这一变化与其体内西红柿红素,以及玉米黄质等类胡萝卜素的含量密切相关,所以推论说,老年人血浆中这

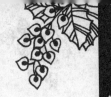

些抗氧化物的减少促进了大脑神经细胞衰退,从而导致老年人认知能力下降。

硒是一种微量元素,人体可以通过食用海产品及肉类摄取。西红柿红素,以及玉米黄质均属于类胡萝卜素。柚子、西瓜及西红柿含有大量的西红柿红素;绿色蔬菜和水果中则含有较多的玉米黄质。因此,调整饮食结构和提高人体中抗氧化物的含量有助于延缓大脑衰老。

### 3. 富含叶酸的菠菜、豆角延缓大脑衰老

荷兰一项最新研究显示,50 岁以上的中老年人补充叶酸有助于提高记忆力,延缓大脑功能退化。研究结果还显示,补充叶酸能降低人体内高半胱氨酸的含量。这是血液中的一种化学物质,与患心脏病和痴呆有关。叶酸又称维生素 $B_9$,是一种安全并有益于健康的维生素,菠菜和豆角等蔬菜中富含叶酸。

### 4. 常吃山药提高思考能力和记忆力

大量研究发现,山药中含有一种与人体分泌的脱氢表酮结构相似的脱氧表雄酮物质,能活化神经细胞,尤其对人的大脑,可起到提高思考能力和提高记忆力的双重作用,同时还能提高人体的免疫功能,抑制细胞有序分裂,降低血脂、防止血小板聚集,控制动脉粥样硬化,降低冠心病或心肌梗死的危险性,更有助于达到预防和治疗癌症的目的。

## (八)美容的保健功能

### 1. 延缓皮肤皱纹的出现

人体皮肤分为表皮、真皮、皮下组织 3 层,影响皮肤美容的主要是真皮,真皮是由弹性纤维构成的,而组成弹性纤维的最主要物质是硫酸软骨素,所以多吃些硫酸软骨素丰富的食物就可以延缓皮肤皱纹的发生,使皮肤保持弹性和细腻。而富含硫酸软骨素

的食物有猪骨汤,牛骨汤,鸡皮,鸡骨汤和鱼、虾、牡蛎、蘑菇、银耳等。

### 2. 消除手背和脸上的老年斑

近年来研究发现,补充核酸类食物,既能延缓衰老,消除因自由基而产生的老年斑,又能阻止皮肤皱纹的产生。富含核酸的食物有鱼、虾、牡蛎、蘑菇、银耳、蜂蜜等。

### 3. 防止遇到冷风或日晒产生的皮肤开裂

研究表明,过量的酸性食物是血液呈酸性,使血液里的乳酸、尿酸含量相应增加。这些物质随汗液来到皮肤表面,就会使皮肤变得没有活力,失去弹性,尤其会使面部的皮肤松弛无力,遇到冷风或日光暴晒,容易裂开。多吃碱性物质,可使血液呈现弱碱性,减少乳酸、尿酸的含量,减轻对皮肤的侵蚀、损害,即抑制皮肤遇到冷风或日晒而产生的开裂。

碱性、酸性食物不是凭口感而定的,而是指食物进入人体后最终呈现酸性或碱性。碱性食物包括绝大部分的蔬菜、水果、豆制品、海产品。

### 4. 能使人体皮肤长得丰满、白嫩,使皱纹减少或消失

猪皮等食物中的胶原蛋白具有增加皮肤贮水的功能,滋润皮肤,保持皮肤组织细胞内外水分的平衡。胶原蛋白是皮肤细胞生长的主要原料,能使人体皮肤长得丰满、白嫩,使皱纹减少或消失,使人显得年轻。

据营养学家分析,每 100 克猪皮中含蛋白质 26.4 克,为猪肉的 2.5 倍,而脂肪只有 2.27 克,为猪肉的一半,特别是肉皮中的蛋白质,主要成分是胶原蛋白。富含胶原蛋白的食物主要有猪皮、猪蹄、甲鱼等。

### 5. 能维持皮肤的柔韧和光泽

食物中的维生素 C、维生素 E 为抗氧化剂,可防止皮下脂肪氧化,

增强皮肤表皮和真皮细胞的活力,避免皮肤早衰。食物中的微量元素铁和铜,可使血液充盈皮肤,使皮肤获得足够的营养,避免皱纹的早期出现。可以摄入富含维生素 C、维生素 E 及微量元素铁、铜的食物,利于皮肤抗皱,起到美容的作用。

富含维生素 C、维生素 E 和微量元素铁、铜的食物主要有杏仁、大麦、甜菜、蒜、香菇、虾、海鲜、海带、深色蔬菜和植物油、西红柿、菠菜、山药等。多吃这些食物就能维持皮肤的柔韧和光泽。

## (九)预防血栓的保健功能

### 1. 西红柿防血栓

《美国医疗协会期刊》曾指出:糖尿病患者应每天喝一些西红柿汁,因为研究显示,西红柿汁可以稀释 2 型糖尿病患者的血液,从而预防血栓的形成,减少患者并发心脏病的几率。糖尿病患者的血液中血小板过于黏稠,因此患动脉硬化和心血管疾病的风险就大。但要提醒的是,西红柿汁虽然对糖尿病患者有好处,也不要喝过量,因其中含有一定的糖分,可能会使血糖升高。

英国科学家得出结论表明,普通西红柿含有抗血栓成分黄酮素,因而能够阻止静脉血栓的形成。在一次有 200 名志愿者参加的实验中,每人饮下约 200 毫升的西红柿,结果血液黏稠度下降 70%。血液黏稠度下降,可防止血栓的形成,同时还能降低中风和心肌梗死的风险。西红柿的这种功效在 97% 的实践者身上都有体现,其效果长达 18 小时。

### 2. 常吃豆豉预防脑血栓

豆豉中钴的含量是小麦的 40 倍,有很好的预防冠心病的作用,豆豉中还含有大量能溶解血栓的尿激素,能有效地预防脑血栓的形成,对改善人体大脑的血流量和预防老年痴呆很有效果。所以,中老年人应经常吃豆豉,以预防脑血栓。

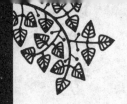

### 3. 吃"烤芹菜"防血栓

国外相关研究显示,烤芹菜时散发出的浓浓香气,就是芹菜中最重要的疗效成分1·1二氮苯,其最大的作用就是预防血栓的形成,因而对血栓造成的心肌梗死和脑梗死有预防作用。而且芹菜在经过"烤"的过程后,更能提高它的药效。此外,二氮苯还能迅速分解脂肪及蛋白质,所以吃烤芹菜还有减肥的功效和促进代谢。糖尿病患者每天吃点烤芹菜,其中丰富的膳食纤维能够使糖分的吸收转慢,防止食后血糖迅速上升。

烤芹菜的方法是:将新鲜的芹菜洗净后,擦干表面的水分,切成4～5厘米长的段,比较粗的部分可以切得短一些,然后放进烤箱或微波炉中,用弱火档烤制,当芹菜烤成淡褐色就好了,想让口感好一点儿,可以在吃之前加一点柠檬调味,不仅可消除烤制时的异味,还可为菜肴中补充加热损失的维生素 C。

为了提高进食效果,最好是空腹时吃,或者说是在早晨空腹时吃,按中医的说法,早晨吃还有助于气血的流通。

## (十)养护头发的保健功能

健美飘逸的秀发常表现出人体良好的健康状况。健康的头发首先应该是乌黑、发亮、光滑,发根均匀对称,不分叉,油分适中,色泽一致,没有头皮屑。其次在手感上,健康的头发润泽、松软富有弹性,易于梳理。想拥有一头飘逸的秀发,就应该合理饮食,多吃有关水果、蔬菜。

### 1. 富含铁和维生素 C 的食物是健美头发的"主力军"

微量元素铁是构成血红蛋白的主要成分,而血液是养发之根本,缺铁会导致秃发。含铁丰富的食物有:动物肝脏、蛋黄、木耳、豆类、金针菜、苜蓿、盖菜、芹菜、苋菜、芝麻、海带等。同时,还应多吃富含维生素 C 的新鲜蔬菜和水果,这样更有利于铁的吸收。

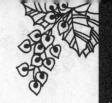

此外,维生素 $B_1$、维生素 $B_5$、维生素 $B_6$、维生素 F,以及碘、铜等无机盐都是必需的,它们与头发的健美密切相关。含这类成分的食物有奶制品、黄绿色蔬菜,特别是胡萝卜和菠菜,还有肝脏、蛋黄、海带等。

### 2. 富含钙的食物可使头发硬而有弹性

发质较软需使其变得硬而有弹性时,可以多吃些富含钙的食物,如小鱼、紫菜、菠菜、圆白菜等。

### 3. 富含碘的食物可以使头发乌黑秀美

发质不良而发黄或发灰,是因为头发黑色素不足导致的,可以从饮食中摄取更多的黑色素,使头发的色泽变好。可多吃一些含碘的食物,如海带等。因为微量元素碘可以刺激甲状腺分泌,甲状腺可以使头发乌黑秀美。

### 4. 富含维生素 A、B 族维生素的食物可使头发湿润

干性头发是皮脂分泌不足的结果,以营养不足的人和中年女性居多,她们经常是"雪花"满身飘。因此,对于干性头发的人宜吃含有维生素 A 及脂肪性的食物,如动物肝脏、麦芽、海藻类、猪肉、水果等,如果是油性皮肤,主要是由于缺乏 B 族维生素而引起的居多,特别是维生素 $B_1$、维生素 $B_2$、维生素 $B_3$ 和维生素 $B_6$,夏日宜多吃些豆类、芋类、绿色蔬菜和面食等。

### 5. 富含铜的食物可预防须发早白

微量元素是头发合成黑色素必不可少的元素,人体内铜含量低于正常水平时,除引起新陈代谢的紊乱和贫血外,还可使头发生长停滞、褪色和生出白发。含微量元素铜的食物有动物的肝、肾,虾、蟹类,坚果类,杏脯干和豆类等。

### 6. 八种水果养护头发

(1)奇异果:富含胡萝卜素、维生素 C、精氨酸,除了具有卓越的抗衰老本领外,还可抵抗辐射、氧化和自由基,还含有大量的 α-亚麻

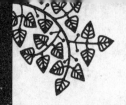

酸(ALA 酸＊),能全面改善头发状态。

(2)金橘:富含大量的维生素 C,具有刺激头皮新陈代谢的作用,并能使染发后的发色保持鲜亮,同时其清新香味则能使人精神放松,起到提神醒脑的作用。

(3)杨桃:含有蔗糖、果糖、葡萄糖,同时还含有苹果酸、柠檬酸、草酸及微量脂肪、蛋白质等多种营养成分,可帮助体内消化、滋养和保健,对头发具有保湿及增强弹性的作用。

(4)柑橘:含有大量的维生素 C,从柑橘皮中萃取的柑橘精油可增强人体免疫力,镇定神经,消除焦虑和心理压力,并有较强的抗老化功效。柑橘精油可起到清凉提神,去除头屑的作用。

(5)蜜桃:含有蛋白质、脂肪、糖、钙、磷、铁和 B 族维生素、维生素 C 等,具有深层滋润和紧实肌肤的作用,同时蜜桃还能给予头发高度保湿和滋润,以帮助增强头发的柔软度。

(6)苹果:含有对肌肤和头发所需的大量营养,其中苹果酸可以防止皮肤和头发的干燥,另外苹果中的营养成分还能抑制头皮屑的生长,因而有养护头皮及止痒的功效。

(7)无花果:具有很好的药用价值,能开胃助消化,清热消炎,还是抗癌高手。而无花果中含有的钾、钙、铁等丰富的无机盐能强健头发,保持头发的水分。

(8)木瓜:所含酵素近似人体生长激素,多吃可令人保持青春,

---

＊ ALA 酸又名 α-亚麻酸,是人体内欧米伽($\omega$-3)族脂肪酸的代谢前体,自身也有着独特的不可替代的生理功效,比如在抗肿瘤、促进中枢神经和大脑组织的健全发育、平衡免疫功能等方面发挥着重要作用。ALA 酸可以根据人体的生理需要来代谢衍生出符合需求的部分二十二碳五烯酸(EPA)和二十二碳六烯酸(DHA),以补充人体生理代谢全过程各时期各部位的需要。ALA 酸是一种长链脂肪酸,传统上认为它对心脏健康有益。ALA 酸不能在人体内合成,一般存在于油菜、亚麻、大豆、紫苏和核桃油中。

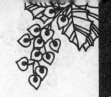

而其中所含有的丰富的维生素 C、铁、钾、叶黄素等物质,可为头发提供多种营养,从而为头发秀美提供了全面的滋养。

### (十一)排毒、解毒的保健功能

专家指出,及时排除人体内的有害物质、垃圾和过剩营养成分,也就是平时常说的排毒、解毒,能使机体保持旺盛的功能。常用的排毒、解毒食物有:

**1. 解毒四杰木耳、猪血、绿豆、蜂蜜**

木耳有凉血滋润的作用,能清除血液中的热毒。猪血具有滑肠的作用,可将肠道内的大部分毒素排出体外。绿豆有清热解毒、利尿和消暑止渴的作用。蜂蜜生食性凉能清热,熟食性温可补中气,具有润肠、解毒、止痛等功效。

**2. 解毒君子苦瓜、苦茶**

苦瓜中有一种明显抗癌的生理活性的蛋白质,能激发体内免疫系统的防御功能,消除体内的有害物质。

茶叶所含的茶多酚是一种天然抗氧化剂,可清除活性氧自由基,还能降低血脂,缓解或延缓动脉粥样硬化和高血压的发生。

**3. 排毒使者海带**

海带中含有一种叫做硫酸多糖的物质,能吸收血液中的胆固醇,并将其排出体外,使血液中的胆固醇保持正常含量。海带表面有一层稍带甜味的白色粉末,是极具医疗价值的甘露醇,可治疗药物中毒、水肿等。

**4. 排毒小卒蔬菜**

如西红柿甘酸微寒,可清热解毒,凉血活血;冬瓜甘淡微寒,利尿消肿作用明显;黄瓜、竹笋能清热利尿;芹菜可清热利水、凉血清肝热,具有降血压的功效;胡萝卜可与重金属汞结合并将其排出体外;大蒜可使体内铅的浓度下降;蘑菇可清洁血液。

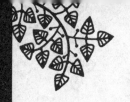

# 三、副食的治病功能

## （一）治疗咳嗽

### 1. 菜花治咳嗽

湖北省中医院呼吸科主任田正鉴说,菜花的嫩茎纤维,烹炒后柔嫩可口,尤其适宜于久病体虚、脾胃虚弱、消化功能不强、咳嗽失音者食用。除此之外,菜花还是类黄酮最多的食物之一,能够阻止胆固醇氧化,防止血小板聚集结,减少心脏病与中风的发生。此外,菜花还可增强肝脏解毒能力,并能提高机体的免疫力,防止感冒和坏血病的发生。

### 2. 糖豆腐与咳嗽说再见

取白豆腐 500 克,红糖、白糖各 200 克。将豆腐置于平底碗中,在豆腐中心挖一个洞,装入白糖和红糖,放在蒸锅内蒸 20 分钟,然后取出豆腐,1 次吃完。坚持每天吃 1 次,连续吃 3～5 天。该法对于感冒和慢性支气管炎引起的咳嗽,有很好的治疗和缓解作用。对患者没有不良反应,也没有年龄限制,但对糖尿病患者因含糖量比较高,不适用,即使要用也应谨慎使用。

### 3. 黄瓜治老年咳嗽

用老黄瓜 5 000 克,去皮、瓤,切成 1 厘米小方块,加白糖 1 500 克拌匀,装入坛内封口,埋在地下,待上冻时取出食用,每天早、晚空腹吃 1 小碗(约 15 克),吃完为止。冬重复轻者服后 1 年不复发。

### 4. 莴笋叶治咳嗽

有一位老人买了莴笋后,觉得嫩绿的叶子扔掉怪可惜的,于是就洗干净蘸酱吃了。连吃两顿后,发现连续两个多月的咳嗽毛病好了。细细回忆,那两天什么咳嗽药也没吃,其他的蔬菜也没有吃。以后,老人每次患咳嗽,都吃莴苣叶子止咳,确有一定疗效。

## (二)治疗溃疡病

### 1. 生姜治胃溃疡:

在寒冷的秋冬季,常有感受风寒、饮食生冷等诱因而引发胃溃疡。湖北省中医院消化内科胡运莲博士介绍,因感受风寒或饮食生冷而导致胃溃疡发作的患者,可用生姜50克煎水喝,每天分2次服用,直到疼痛、呕吐、反酸等症状缓解。胡博士还特别推荐了一个食疗方:生姜3片加大枣10枚煎水服,每天2~3次,两周为1个疗程。

生姜除了可治疗胃溃疡外,还可治疗虚寒型胃炎、肠炎,以及风寒感冒等疾病。但应提醒的是,因为生姜属于辛热燥烈之品,所以阴虚有热、内热偏重及舌苔黄而干的患者,必须忌食生姜。另外,患有肺炎、肝炎、肺结核、胆囊炎、肾盂肾炎、痔疮、疖疮等疾病的人,也不宜长期食用生姜。

### 2. 西红柿治口腔溃疡

口腔溃疡患者先将500克西红柿洗净,用热水烫后,把皮去掉,然后捣烂挤汁,取汁150毫升,再将600克菠萝洗净,并切碎,用榨汁机榨汁,取汁150毫升,两汁混合搅匀,即可服用,治疗口腔溃疡。西红柿和菠萝中均含有丰富的核黄素,是防治口腔溃疡、唇炎、舌炎、皮炎等的重要营养素。

另外,西红柿还有清热解毒、生津止渴的作用。临床上多用于治疗口干舌燥、食欲缺乏、胃热口苦、牙龈出血、口疮、口苦等。

### 3. 胡萝卜治口疮

患了口疮,可将胡萝卜的根须洗净,用沸水煮10分钟捞出。把汤晾凉,每天用它漱口2次,数日即可治愈。

### 4. 马铃薯、西红柿汁治胃溃疡

患有轻度消化性溃疡者,可将榨取的马铃薯汁和西红柿汁各半

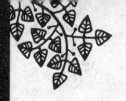

杯混合后饮用,每天早晚各 1 次,连服 10 次,溃疡可愈。

### 5. 海带治口腔溃疡

将海带洗净切成丝蒸熟,拌上调料(也可用洋葱、胡萝卜等)晚餐时食用,可治口腔溃疡。如能每周食用 1 次海带,则可预防口舌生疮。

## (三)治疗胃病

### 1. 生吃萝卜治胃病

一位在朝鲜抗美援朝期间患有胃病的老人,50 多年来吃过多种治胃病的中、西药,均未治愈。一次偶然的机会看到一篇文章说,生吃萝卜可以预防胃癌、食管癌、大肠癌、子宫癌等病症。为防止老胃病发生恶变,就照着去做。开始每天吃 1 个萝卜。为验证便停止服用治疗胃病的各种药物,即使胃病发作,痛起来时,也只吃萝卜不吃药。这样坚持 3~5 日,明显地感到胃部舒服多了。偶尔因饮食不当引起胃痛,吃一块萝卜也就没事了。如此这般,2 个月以后,老人的胃病基本上治好了;3 个月后,完全好了,饭量大增。过去,每餐都不敢多吃,特别是晚饭,稍微多吃一点儿,夜里就胃痛。现在胃口好,吃多少都能消化,身体随之健康了。

### 2. 萝卜生吃方法

一个 500 克重的青萝卜或白萝卜,一天分 3~4 次吃完。吃之前削去皮,既卫生又可减轻辣味。饭前半小时到 1 小时内,或饭后半小时到 1 小时内吃下。吃下后,半小时内不宜进食别的食物,以便使其在胃肠内充分发挥应有的消炎、解毒、止痛、理气等功效。大一点儿的萝卜当天吃不完,可存放在冰箱内,次日全部吃完,不宜久放。这期间,禁忌饮冷茶、浓茶或冷水,也不宜饮酒,包括啤酒和各种甜酒,特别是白酒。

### (四)治疗痔疮

#### 1. 菱角治痔疮

患有外痔或内外混合痔的人,将大红菱或小青菱20只,剥去外壳煮熟,每天上午吃这20只菱角,并喝下煮菱汁1小碗,不放糖,口感稍有点儿麻,但过一会儿就消失了。照此连服6~10天,就会大便通畅,炎症减轻,出血停止,行走不痛,痔疮缩小或消失。

另据报道,菱角有健脾、补气、止血、通便、消炎、促进创口愈合的功效。

#### 2. 多吃马铃薯痔疮不复发

秋冬季是痔疮的高发季节,为防止入秋后痔疮复发,应注意以下3点:

(1)首先要多喝水、饮淡茶,多吃萝卜、西红柿、百合、银耳等,给机体补充水分,还要适当补充粗粮、豆类等富含纤维的食物,增加肠蠕动,防止便秘,并且不能盲目过量进补。

(2)多吃一些真正利于排便的膳食纤维,特别是一些植物的根茎、果实,如马铃薯、山药、莲藕等。

(3)少吃辛辣、刺激食物,少喝酒。因为酒精和辣椒在胃和小肠中的吸收很少,会直接从直肠排出,这样就加大了对肛门、直肠的刺激,容易导致下坠症状。

### (五)治疗头痛

#### 1. 圆白菜治头痛

如果饮酒过量导致剧烈头痛,用白水煮圆白菜,趁热用蒸气熏头部并做深呼吸,可使症状明显减轻。

#### 2. 洋葱治头痛

把捣碎的洋葱和蜂蜜混合在一起可治疗头痛、头晕,在额头上抹

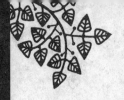

上洋葱汁也可起到缓解症状的作用。

## (六)治疗烫伤

### 1. 洋葱治烫伤

被烫伤时,可以剥下洋葱表面那层半透明的"皮"粘贴在创口处,比任何抗菌剂都好用。

### 2. 大蒜治烫伤

被烫伤时,取鲜大蒜捣浆。用时先将患处用大蒜汁液擦拭,后用蒜泥敷。较重者第一天可换药 2～3 次,以后每天 1 次,共治疗 5～7 天。此方治疗轻度烫伤,疗效明显。

### 3. 黄瓜治烫伤

被烫伤时,取老黄瓜几根,洗净,捣烂取汁。用药棉蘸瓜汁涂于伤处。每日 3 次,一般 3～5 天可结痂而愈。涂药期间,忌食生冷、辛辣食物。

## (七)治疗感冒

### 1. 鸡汤治感冒

医学和营养学家研究发现鸡肉、鸡汤中含有人体所需的多种氨基酸,可有效地增强人体对感冒病毒的抵抗力。尤其是鸡汤中所含有的某些特殊化学物质具有极好的增强鼻咽部血液循环和鼻腔黏液分泌的特殊作用。因此,感冒初起,喝些鸡汤可有效地消除呼吸道中的病毒,使呼吸道恢复正常状态,从而促进痊愈。

### 2. 蜂蜜治感冒

坚持每天食用 2～3 次蜂蜜(每次约 30 克左右)的人,对病毒性感冒的抵抗力能提高 3～4 倍,不易感冒。对于已患感冒及其他病毒性疾病的患者,食用蜂蜜,也有利于康复。

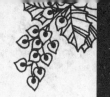

### 3. 大蒜治感冒

当感冒初起时,为不让感冒病毒大规模地侵袭你的身体,可赶紧吃一些大蒜,可将还没完全发作的病毒扼杀在摇篮里。因为大蒜中含有大蒜素,有较强的抗病毒作用,会增强人体免疫力。因此,平时应养成多吃大蒜的习惯。

另外,国外学者用维生素 C 片剂在感冒征兆期服用,或以维生素 C 制剂滴鼻防治感冒,取得了较好的效果。因此,富含维生素 C 的各种蔬菜、水果就是防治感冒的天然药物,平时应多吃一些。

## (八)防治心血管疾病

越来越多的研究证实,心血管疾病与饮食关系密切。为此,列举一些对心血管疾病防治有帮助的食物,供平时饮食选用。

### 1. 洋 葱

它含有前列腺素,有扩张血管、降低血脂的功能;它含有烯丙基二硫化合物及少量硫氨基酸,可防治动脉粥样硬化。

### 2. 海 鱼

鱼类含人类必需的多种不饱和脂肪酸,可抑制血小板聚集和降低胆固醇。每周吃 1～2 次鱼,比不吃鱼者患心脏病的可能性减小。

### 3. 苹 果

因含有丰富的钾,可排出人体内多余的钠盐,进而可防止血压升高。美国加利福尼亚大学经研究发现:经常喝苹果汁会降低心脏病的患病率。这是因为苹果汁的抗氧化效果比维生素 C 更有效,更有利于心脏的健康。喝苹果汁可让"坏胆固醇"阻塞血管的危险减轻,而"坏胆固醇"阻塞血管的时间越长,就意味着患心脏病的可能性越大。每天吃 3 个以上苹果,有助于维持正常血压。

### 4. 西红柿

所含有的西红柿红素和纤维,具有结合人体胆固醇代谢物——

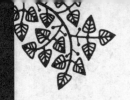

生物碱的作用,从而阻止人体动脉硬化和防治冠心病的发生。

### 5. 海 带

含有丰富的牛磺酸,可降低血清及胆汁中的胆固醇;还含有食物纤维褐藻酸,也可抑制胆固醇的吸收,并促进代谢。另外,海带中的钙可抑制胆固醇的吸收,降低血压。

### 6. 大 豆

含有不饱和脂肪酸、维生素 E 和卵磷脂,具有降血脂效果。高胆固醇患者每天食用 60～100 克大豆,约 90％的人症状会明显好转。

### 7. 玉 米

含有丰富的钙、磷、硒等微量元素及卵磷脂、维生素 E,具有降低血清胆固醇的作用。印第安人几乎没有高血压病、冠心病,主要得益于以玉米为主食。

### 8. 大 蒜

含有硫化物质混合物,可减少胆固醇,阻止血栓形成。高血脂症患者每天吃 3 克大蒜,可使血脂和胆固醇明显下降。

### 9. 燕 麦

含有丰富的亚油酸和皂苷素,可降低胆固醇和三酰甘油,同时清除沉积在血管壁上的低密度脂蛋白,防止动脉粥样硬化。

### 10. 芹 菜

食物纤维丰富,多食可减少 35％的引发缺血性心脏病的危险。若每日摄取 16 克以上的食物纤维,患缺血性心脏病的危险性明显降低。

### 11. 鸡 蛋

含有卵磷脂,能使人体的胆固醇和脂肪保持悬浮状态,而不在血管沉积,并透过血管壁为组织利用,从而有效降低血脂水平。

### 12. 茶

经常饮用可降低血脂和胆固醇,每天饮茶 3 次,可使血脂降低

20%。

### 13. 啤　酒

实验证明,每天喝1杯啤酒,会大大减低患心脏病的可能性。但一天喝2杯以上反而会引发心血管疾患。

## （九）其　他

### 1. 治湿疹

老年人在春秋季节,皮肤上有时会起一些红色的小疹子,在临床上有许多是属于湿疹一类。

患湿疹后,将患处先清洗干净,然后擦干。把新鲜的豆腐碾成渣,等到豆腐渣凉了以后,取少量涂于患处,只要薄薄一层即可。每天可以敷2~3次,每次15~20分钟。这样敷2天即可,如连敷5~10天,效果更明显。

### 2. 解　毒

夏天生冷食物吃得较多,很容易发生食物中毒,如果病情不是特别严重的话,吃空心菜能起到一定的解毒作用。

空心菜的学名叫蕹菜,营养非常丰富,其所含的维生素甚至比西红柿还要高。由于其中含有丰富的粗纤维素,因此空心菜在促进肠蠕动、通便解毒上,具有独特的作用。

中医典籍记载,空心菜性凉,捣成汁后服用可解食物中毒,外用还可以起到消肿、去毒火的作用。现代医学研究认为,空心菜的菜汁对金黄色葡萄球菌、链球菌等都有良好的抑制作用。因此,可以预防感染,夏季常吃可起到防感冒、解热、凉血排毒、防治痢疾的作用。

选空心菜时,最好挑选茎叶比较完整、新鲜细嫩、不长须根的。吃前将其在清水中浸泡半小时,恢复鲜嫩、翠绿质感后再烹饪。吃时要注意,它属于性寒、滑利的食物,因此体质虚弱、脾胃虚寒、腹泻的人群不宜多食。

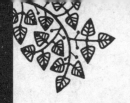

### 3. 防治肾病

（1）海带里含有一种略带甜味的甘露醇，其含量高达 17%，具有良好的利尿作用，可治疗肾功能衰竭、药物中毒、水肿等。

另外，海带中还含有藻酸，能把体内过量的盐排出体外，不仅对高血压病有好处，对肾病也有独特的防治作用。

（2）患有肾虚烦热证者，可用鲜嫩黄瓜 1 条，洗净切片，紫菜 15 克，黑豆 50 克，加水适量煮熟后，加入黄瓜、紫菜及水 750 毫升，再以文火慢熬，煎浓后去渣取汁，加白糖适量顿饮。此汤具有清热益肾功效，对治疗妇女更年期肾阴虚症有显效。

# 四、蔬菜类型不同所含营养成分不同

蔬菜可分为茎叶型、块根型和果实型 3 大类。不同类型蔬菜所含营养成分及其含量都不一样。

### 1. 茎叶型蔬菜

茎叶型蔬菜有油菜、韭菜、小白菜、菠菜等，维生素 C 和胡萝卜素含量丰富。菠菜中含铁质，但同时含草酸，会妨碍食物中钙、铁的吸收，所以烹调前，应在沸水中略焯。

### 2. 块根型蔬菜

块根型蔬菜有萝卜、胡萝卜、芋头、马铃薯、番薯等。萝卜含维生素 C 很多，胡萝卜含有大量的胡萝卜素，番薯既含维生素 C，又含胡萝卜素，马铃薯、芋头含淀粉多，热能高，其他营养较少。块根型蔬菜共同的特点就是含有丰富的粗纤维。如将萝卜、胡萝卜切成薄片或细条，放置 1～2 天后，其粗纤维可以增加 3 倍左右。所以，萝卜类食物要现切现吃，不宜切后储存。

### 3. 果实型蔬菜

果实型蔬菜有西红柿、豆角、柿子椒、黄瓜、丝瓜、南瓜和茄子等。

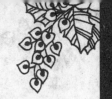

这类蔬菜除豆角、南瓜、丝瓜、茄子外,最好生吃,以避免烹调过程中维生素遭到破坏。西红柿中含有较多的西红柿红素和维生素 C;豆角,包括扁豆、豌豆、毛豆等,蛋白质含量较多,氨基酸的成分多于谷物,其他如钙、磷、铁、维生素 $B_1$ 的含量也高于其他蔬菜;南瓜含胡萝卜素很多;辣椒中胡萝卜素和维生素 C 较丰富。

### 4. 同一棵蔬菜不同部位的营养成分有别

同一棵蔬菜不同部位的营养成分也有差别,如大葱的葱绿部分比葱白部分营养含量高得多。葱白部分维生素 A、维生素 $B_1$ 及维生素 C 的含量不及葱绿部分的一半。同一棵芹菜,深绿色芹菜叶要比淡绿色的茎、秆含有更多的维生素 A 和维生素 C。还有小白菜,其菜叶比菜茎部分的营养含量高。

### 5. 蔬菜颜色不同,营养成分各异

蔬菜颜色可分为绿色、红紫色、黄色和接近白色 4 种,科学家分析了各类蔬菜的营养成分之后,发现颜色深的蔬菜营养成分高,色浅的营养成分低。它们的排列顺序是绿色(深绿色的含叶绿素最高)、红紫色＞黄色＞白色。

绿色蔬菜包括盖菜、油菜、青菜、苋菜、菠菜、芹菜等。

红紫色蔬菜包括紫甘蓝、红菜苔、紫扁豆、茄子等。

黄色蔬菜包括西红柿、胡萝卜、红薯、圆白菜等。

无色蔬菜包括冬瓜、甜瓜、竹笋、茭白和菜花等。

食用绿色蔬菜以接受日照充分的深绿色蔬菜最佳。研究发现,同是绿色蔬菜,其营养价值及保健功效与日照程度有关。绿色蔬菜中的维生素、干扰素诱生剂等都有怕"热"的弱点,高温烹调可使其遭受破坏,故最好是吃新鲜蔬菜,而且最好是生吃。

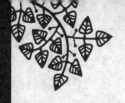

# 第五章　喝汤的学问

## 一、喝汤要讲科学

很多人以为，喝汤是一件很简单的事，爱怎么喝就怎么喝，爱什么时间喝就什么时间喝，反正把汤喝进肚子里就完了。其实不然，只有科学地喝汤，才能既吸收营养，又避免脂肪堆积。

### 1. 进食与喝汤的顺序

一般人都是在吃饭时喝汤，那么是在饭前喝，还是饭后喝，还是边吃饭边喝汤？

俗话说"饭前喝汤，苗条健康；饭后喝汤，越喝越胖"，这是有一定道理的。吃饭前，先喝几口汤，等于给消化道加点"润滑剂"，可滋润口腔食管，使食物能顺利下咽，防止干硬食物刺激消化道黏膜，有利于食物稀释和搅拌，促进消化吸收。最重要的是，饭前喝汤可使胃内食物充分贴近胃壁，增强饱腹感，从而抑制摄食中枢，降低人的食欲。有研究表明，在饭前喝一碗汤，可让人少吸收 418.4～794.96 千焦的热能。

饭前喝点清淡的汤，可刺激胃液分泌，便于消化，饭量也相应减少，有益于胃肠对食物的消化和吸收，既减轻了胃肠的负担，也达到了不用吃药就减肥的目的。

相反，在饭后喝汤是一种有损健康的吃法。一方面饭已经吃饱了，再喝汤容易导致营养过剩，造成肥胖；另一方面，最后喝下的汤会把原来已被消化液混合得很好的食糜稀释，影响食物的消化吸收。

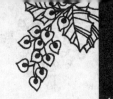

**2. 喝汤的时间和方法**

（1）喝汤的时间：喝汤时间的选择很重要。专家指出："午餐时喝汤吸收的热能少"，可以防止长胖。晚餐则不宜喝太多的汤，以免导致快速吸收的营养堆积在体内，造成体重的增加。

（2）喝汤的方法：喝汤时，吞咽速度宜慢不宜快，而且是喝汤速度慢不容易发胖。慢速喝汤容易使人产生饱的感觉，而不至于超量进食。

美国营养学家指出，如果延长吃饭时间，就能充分享受食物的味道，并提前产生吃饱的感觉。喝汤也是如此，慢速喝汤会给食物的消化吸收留出充足的时间，感觉到饱了时，就是吃得恰到好处；而快速喝汤，等你意识到饱了，可能摄入的食物已经超过了所需要的量。

（3）精心选择汤料：汤料最好选择低脂肪食物。要防止喝汤长胖，应尽量少用高脂肪、高热能的食物做汤料，如老母鸡、肥鸭等。即使用它们做汤料，应将鸡和鸭的皮剥掉，在炖汤的过程中还要将多余的油脂撇出来。而瘦肉、鲜鱼、虾、去皮的鸡或鸭肉、兔肉、冬瓜、丝瓜、萝卜、魔芋、西红柿、紫菜、海带、绿豆芽等，都是很好的低脂肪汤料，不妨多选用一些。

# 二、适合做汤的几种食物

**1. 海 带**

海带性寒味咸，有化痰、软坚、降血压的功效。适宜于高血压、高脂血症、冠心病和动脉硬化的患者食用，对老年慢性支气管炎也有很好的疗效。佝偻病、软骨病、骨质疏松症患者等都可多吃些海带。海带汤还可以御寒，由于其中含有大量的碘元素，有助于刺激甲状腺激素的合成。

**2. 白萝卜**

白萝卜含有木质素，能分解致癌物亚硝胺，所以有抗癌作用。另

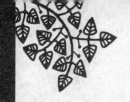

外,白萝卜是人体补充钙的最佳来源之一,这种有机钙在萝卜皮中含量最多。

### 3. 西洋菜

西洋菜是广东一年四季都有的蔬菜,但最味美的时候是从初冬到春末。西洋菜常见的吃法是和猪瘦肉、鸭肾、生鱼等一起煲汤,然后连菜带汤一起吃。

### 4. 菜 干

菜干是新鲜的白菜晒干而成,其好处是,既可贮存供长年食用,经太阳晒后,吸收了日光的紫外线,含丰富的维生素 A、B 族维生素、维生素 C 和纤维素,能消除内火、清热益肠。此外,菜干可防止坏血病和皮肤病。

### 5. 莲 藕

熟莲藕性味甘、温、无毒,可补心生血,健脾开胃,滋养强壮,莲藕汤利小便,清热润肺。平时可配合瘦猪肉或者猪骨头一起煲汤喝,加入适量绿豆口感会更好。

### 6. 竹 荪

竹荪属碱性食品,长期食用能调整中老年人体内血酸和脂肪酸的含量,具有降血压的作用。此外,竹荪还可降低体内胆固醇,减少腹壁脂肪储积等。

### 7. 紫 菜

紫菜中含有食物纤维卟啉,可促进排钠,预防高血压,并且可使低密度脂蛋白胆固醇(LDL-C)下降 24%,高密度脂蛋白胆固醇(HDL-C)上升 30%。研究发现,经常食用紫菜可提高红细胞的变形能力。

紫菜虾皮汤补碘又补钙,对缺铁性贫血、骨质疏松症有确切的疗效,对动脉粥样硬化和高血压病均有辅助治疗作用。由香油和紫菜制成的清肠紫菜汤,特别适合老人和孩子食用,如能在每天晚饭前喝碗紫菜汤,可有效解除便秘。去脂减肥的紫菜海带汤,辅以冬瓜皮和西瓜皮,适合体胖的女性经常食用,可达到身材健美的效果。而紫草海带瘦肉汤则具滋阴清热、化痰散结、延年益寿的作用。适合于头晕目眩、烦躁失眠、痰稠难咳,或皮肤色素沉着等患者。紫菜西红柿汤的营养搭配非常合理,西红柿中的维生素 C 有利于人体对紫菜中铁和钙的吸收。

# 三、不宜喝鸡汤的人群

　　鸡汤历来被人们当成营养佳品,但专家认为鸡汤营养价值并不高,而且很多人只喝汤却把炖过的肉弃之不食的做法也不妥。虽然经过长时间的煲汤过程,但鸡汤里却只含有从鸡油、鸡皮、肉与骨中溶解出来的水溶性小分子物质,除此之外就是油和热能,嘌呤的含量也很大,客观上来说并无多少营养。

　　专家指出,多喝鸡汤其实就是摄取更多的动物性脂肪的过程,对一些心血管病患者和痛风患者来说,饮用大量的鸡汤对身体很不利,恰恰鸡汤里的鸡肉才是营养丰富的宝贝。此时的鸡肉已经被炖得很烂,容易消化,也利于营养被吸收。所以想要更好的补充营养,还是应该吃汤里的鸡肉,适当喝一些汤当作调味,这才是科学有效的滋补。

### 1. 胃酸过多的人

　　鸡汤有刺激胃酸分泌的作用。因此,患有胃溃疡、胃酸过多或胃出血的患者,一般不宜喝鸡汤。

### 2. 胆管疾病患者

　　胆囊炎和胆石症经常发作者,不宜多喝鸡汤,因鸡汤内脂肪的消化需要胆汁参与,喝鸡汤后会刺激胆囊收缩,易引起胆囊炎发作。

### 3. 高血压病患者

　　高血压病患者喝鸡汤,除引起动脉硬化外,还会使血压持续升

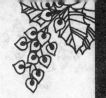

健康长寿食为本

第五章 喝汤的学问

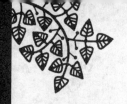

高,难以降下。

**4. 高脂血症患者**

鸡汤中的脂肪被吸收后,会促使胆固醇进一步升高。胆固醇过高,会在血管内膜沉积,引起冠状动脉硬化等疾病。

**5. 肾功能不全者**

鸡汤内会有一些小分子蛋白质,患有急性肾炎,急、慢性肾功能不全或尿毒症的患者,由于患者肾脏对蛋白质分解产物不能及时处理,喝多了鸡汤就会引起高氮质血症,加重病情。

**6. 老年人慎喝母鸡汤**

老年人,特别是患有高血压、高脂血症、高胆固醇等慢性病,或肾功能不全的患者,不宜盲目喝鸡汤进补。否则会使病情进一步加重。

# 四、汤的保健功能

**1. 喝米汤可健心**

米汤是心脏病患者可常饮的饮料。取4倍于干饭的水量,米和水浸泡一夜后熬煮。煮好后,将饭粒滤掉,存入冰箱内,可全天啜饮。为取得最佳疗效,最好在两餐之间饮用,而不是在吃饭时服用。因用餐时服用会把胃酸稀释,不利于消化。如制成热饮可加糖,如想味道更好,还可加入柠檬汁。

**2. 喝点鸡汤利关节**

天气一冷,人最易感到颈背酸痛、四肢麻木,尤其是有风湿性关节炎、类风湿关节炎旧患的人群更是痛苦。这时如能喝点桑枝鲜鸡汤,可有益精髓、祛风湿、利关节之功效。

原料:冬桑枝40克,光鸡1只,生姜3片。

烹制方法:将桑枝洗净稍浸泡;光鸡洗净去内脏及尾部。一起与

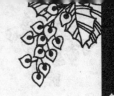

生姜放进瓦煲内，加清水 3 000 毫升（约 12 碗水量），武火煲沸后改文火煲 3 小时，调入适量食盐和生油便可。此量可服用 3～4 次。

### 3. 防感冒常喝香菇汤

日本医学博士森喜的研究成果证实，常食香菇能促进新陈代谢，使人精力旺盛，不易发生感冒。研究发现，香菇中含有蘑菇核糖核酸，它能刺激人体网状组织细胞和白细胞释放干扰素，而干扰素能消灭人体内的病毒，加强人体对流行性感冒病毒的抵抗能力。香菇中的香菇嘌呤也有较强的抗病毒功能。因此，在感冒易发季节和流感流行时，应适当增加香菇的摄入量。

香菇中含钾元素较多，高血钾患者和正在服用洋地黄的患者，都应该少食或不食香菇。

### 4. 一周三顿紫菜汤防耳聋

研究表明，耳聋、耳鸣的发生与缺乏一些微量元素有关。特别是缺铁易使红细胞变硬，运输氧的能力降低，耳部养分供给不足，可使听觉细胞功能受损，导致听力下降。因此，补铁是预防耳聋、耳鸣的第一要素。

紫菜是日常食品中含铁最多的，每 100 克紫菜含铁 46.8 毫克。专家建议，每周喝 2～3 次紫菜汤，就能保证人体所需铁的含量了。如果在汤中再加鸡蛋更好，因为鸡蛋有利于铁的吸收。含铁较多的食物还有虾皮、海蜇皮、黑芝麻、黄花菜等。

45 岁以上的人群，每天铁的摄入量不应少于 12 毫克，以上食物每 100 克的含铁量都在 12 毫克以上，因此，在一日三餐中合理地安排好这些含铁丰富的食物，对预防老年性耳聋、耳鸣是很有好处的。

此外，还要少吃过甜、过咸、含胆固醇过多、纤维素过少的食物，这些食物可导致高血压、动脉硬化、糖尿病，促使内耳血管病变而加速老年人耳鸣、耳聋的进展。

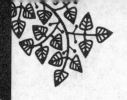

# 五、煲汤的技巧

煲汤的技巧主要包括原材料和药材的选择，水质的使用和火候的控制 4 个方面。

## 1. 原材料的选择

煲汤的原材料最好选低脂肪食物，如瘦肉、鲜鱼、去皮的鸡或鸭肉、兔肉，还有冬瓜、萝卜、魔芋、西红柿、海带、紫菜、香菇等。

## 2. 药材的选择

为了对人体起到保健功效，一般都要在所煲的汤里添加一些有药效的材料。所加药材的种类应根据汤的不同功效和个人的身体状况选择。如身体火气旺盛，可选择如绿豆、海带、冬瓜、莲子等清火类的药材；身体寒气过盛，就应选择参类作为药材；滋补类的汤宜选用桂圆、大枣等相宜的药材，而不能放生地黄等相冲的药材。

## 3. 水质的使用

汤的保健功能和口感鲜美不但与所选原材料和药材有关，还和所用水质有关。煲汤的水最好用矿泉水或弱碱性的小分子团水，用鸡、鸭、排骨等肉类煲汤时，先将肉在开水中氽一下，不但可以除去血水，去除一部分脂肪，煲出来的汤也比较清甜。鸡汤、鱼头豆腐汤、干菜汤、冬瓜排骨汤都比较适合春季喝。

## 4. 火候的控制

煲汤时，以先大火，后中火、小火的次序，火候以汤沸腾程度为准，如果让汤汁大滚大沸，肉中的蛋白质分子会被破坏。小火慢煲时中途不能打开锅盖，也不能加凉水，因为正加热的肉类遇冷收缩，蛋白质不易溶出，汤便失去了原有的鲜香味，影响汤的口感。

汤中的营养物质主要是氨基酸，加热时间过长，会产生新的物质，营养反而被破坏，一般鱼汤煲 1 小时左右；鸡汤、排骨汤煲 3 小时

左右足矣。煲汤时如果强调汤味,则在冷水时下料比较好,因热水会使蛋白质迅速凝固,不易释放出鲜味;如果强调原料的口感,则在热水下料比较好,口感比较鲜嫩。

煲汤时忌过多地放入葱、姜等调料,以免影响汤汁本身的原汁原味,也忌过早放盐,因为早放盐会使肉中的蛋白质凝固而不易溶解。

# 六、几种常饮用汤的做法

## 1. 白菜猪肝汤

(1)材料:猪肝 50 克,白菜 50 克,植物油,食盐、葱、姜、料酒各适量。

(2)做法:①将猪肝洗净,切成大薄片,用料酒、食盐、水适量拌腌片刻。②白菜择洗干净,略微焯烫,捞出,切成小段。③锅中加入植物油烧热,下葱、姜末爆香,加入水 1 000 毫升,水煮沸后,放入猪肝,煮至断生,撇去浮沫。④放入白菜、食盐,煮沸后先盛出白菜,然后再煮两沸,即可出锅。

(3)功效:本汤可以解酒,补肝利胆。

## 2. 地黄甜鸡汤

(1)材料:母鸡 1 只,生地黄 250 克,饴糖 150 克,桂圆 30 克,大枣 5 枚,米汤适量。

(2)做法:①将宰杀、洗净的母鸡从背部剖开,放入沸水锅内略汆片刻,捞出沥干备用。②将生地黄洗净,切片,与桂圆、大枣混合均匀,再参入饴糖,调拌后塞入鸡腹内。③将鸡腹朝下置于钵中,灌入米汤,用湿棉纸封钵口,上笼武火蒸 2～3 小时,待其熟烂后,揭去封纸,加饴糖调味即成。

(3)功效:本汤治疗肝肾阴虚的须发早白。

## 3. 桂枝瘦肉汤

(1)材料:桂枝 9 克,白芍 9 克,甘草 3 克,大枣 3 枚,瘦肉 250

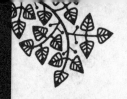

克,植物油、食盐,味精各适量。

(2)做法:①将瘦肉切成薄片,加入味精、盐,拌匀备用。②桂枝、白芍、甘草、大枣加水适量,煎煮取汁。③把药汁放入锅中,武火煮开后,放入瘦肉片,水开即可出锅。

(3)功效:本汤解肌发表,调和营卫,适用于风寒型荨麻疹。

### 4. 青榄萝卜汤

(1)材料:青橄榄5枚,圆白萝卜2个,冰糖少许。

(2)做法:将白萝卜洗净切块,与橄榄加水适量同煮熟,加冰糖少许即可。

(3)功效:本汤连服数天,可治咽喉疼痛,鼻塞声嘶。平时常吃,对护喉美嗓有益。

### 5. 山药牛肚汤

(1)材料:山药、薏苡仁、芡实各50克,牛肚500克,大枣5枚。

(2)做法:①将牛肚洗净氽烫,除去黑膜。②将所有材料放入锅内,加适量清水,武火煮沸后,改用文火煮约3小时,调味即可食用。

(3)功效:本汤对肠胃虚弱,食欲缺乏或带下清稀者疗效甚好。

### 6. 夏草雌鸽汤

(1)材料:冬虫夏草10克,雌鸽1只,食盐、味精、料酒、姜末各适量。

(2)做法:①将冬虫夏草洗净,用清水浸泡约2小时;雌鸽宰杀去内脏,洗净备用。②将雌鸽、冬虫夏草及泡药的清水放入瓦罐中,武火煮沸,加食盐、料酒、姜末,改用文火炖1个半小时,出锅时调入味精即可。

(3)功效:本汤温中益肾,固精壮阳,对肾阳虚衰型女子性欲低下有特效。

### 7. 洋参枸杞当归汤

(1)材料:西洋参、当归、枸杞子各10克,猪肉200克,食盐适量。

(2)做法：①西洋参、当归、枸杞子洗净备用；猪肉略微汆烫，洗净沥干。②将所有材料放入锅中，加水3碗，一起炖煮成清汤，加食盐调味即可。

(3)功效：本汤补肝肾，增强体力。

### 8. 白术陈皮汤

(1)材料：白术25克，陈皮12克，砂仁6克，生姜6片，鲜猪肚半个。

(2)做法：①将猪肚刮去白膜，去除肥油，用开水汆一下。②白术、陈皮、砂仁、生姜和猪肚一起放入煲中，加清水适量，用旺火煮开，再改文火煮2小时即可。

(3)功效：每天吃猪肚喝汤，有健脾开胃，增进食欲，消除腹胀作用。

### 9. 莲肉陈皮薏米汤

(1)材料：去心莲子肉25克，陈皮12克，薏苡仁25克，生姜6片，鸭肉250克。

(2)做法：①将鸭肉用清水洗净。②薏苡仁用铁锅炒至微黄，莲子去心洗净。③将全部材料一齐放入瓦煲内，加入清水，用旺火煮沸，再用文火煲2小时，调味即可食用。

(3)功效：分次食肉与喝汤，对于脾虚腹泻、腹胀者有效。

### 10. 西红柿马铃薯牛尾汤

(1)材料：牛尾1500克，西红柿300克，马铃薯400克，胡萝卜200克，洋葱少许。

(2)做法：①将牛尾洗净，斩块。②将西红柿、马铃薯、胡萝卜洗净、削皮、切块。③将所有材料(除西红柿)置沸水中稍滚片刻再洗净。④牛尾、生姜放进瓦煲内，加清水3000毫升(约12碗)，用武火煮沸改文火煲2小时。⑤下马铃薯、胡萝卜、西红柿，加点洋葱，焖15

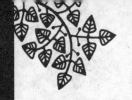

分钟,调入适量食盐、白糖即或。⑥此量可供 3～4 人食用。

(3)功效:本汤有壮腰补骨的作用。

### 11. 熬煮骨头汤

(1)材料:猪骨头几斤,西红柿 1 个,葱、姜、料酒、食盐、醋各适量。

(2)做法:①将猪骨头洗净砸开。②将猪骨头置于冷水锅中,并慢慢加温。③煮沸后适量加点醋,可使骨头里的磷、钙溶解到汤内。④不宜过早放食盐,因为盐会使肉里的水分很快跑出来,会加快蛋白质凝固,影响汤的鲜美及肉质的细嫩。⑤文火炖煮 1 小时左右,再放入葱、姜、料酒、食盐等调料,待咸淡适口时,再将西红柿切块放入,会使味道更加鲜美,而且西红柿中的果酸,可将骨头里的钙置换到汤里,更有利于人体的吸收。

(3)功效:补充钙、磷,防治骨质疏松。

### 12. 杏仁萝卜汤

(1)材料:萝卜 200 克,杏仁 40 克,猪肺 150 克,食盐、味精、料酒、葱段、姜片、胡椒粉各适量。

(2)做法:先将猪肺洗净、切块,在开水中汆一下,捞出沥干备用。再将萝卜洗净切块,与杏仁、猪肺一起置于锅内,大火炖至熟烂,再放入各种调料,文火炖半小时即可。

(3)功效:本汤具有补肺宽胸、止咳化痰之功效。

### 13. 虾皮萝卜汤

(1)材料:萝卜 200 克,虾皮 80 克,粉丝 80 克。葱、姜、食盐等调料,及鸡汤适量。

(2)做法:在勺内放油烧热后,用葱姜丝炝锅,入虾皮煸炒几下;然后下入萝卜丝再煸炒几下,加入鸡汤,下入粉丝,煮一二沸后再加食盐、料酒、味精、胡椒粉等,即可食用。

(3)功效:本汤具有滋养强身,健胃消食,顺气补钙的功效。

改变饮食理念

轻轻松松一百岁

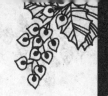

### 14. 羊肉萝卜汤

（1）材料：萝卜200克，羊肉100克，食盐、花椒、大料、姜、桂皮等调料适量，橘皮少许。

（2）做法：先将羊肉洗净，切成薄片，萝卜洗净，切块；再与少许橘皮一起放冷水锅中，加温至炖熟，再酌加食盐、花椒、大料、姜、桂皮等辛温发散之物少许，注意不要加酱油。

（3）功效：本汤具有健脾理气之功效。

### 15. 排骨萝卜汤

（1）材料：白萝卜200克，排骨150克，水发海带50克，杏仁20克，食盐、味精、葱、姜等调料适量。

（2）做法：先将排骨洗净，切成小块，与杏仁一起放入沙锅慢火炖熟；再将洗净切块的白萝卜、海带放入排骨汤中，慢火煨开半小时以上，酌加调料和香油即可食用。

（3）功效：本汤具有化痰止咳的功效。

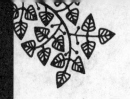

# 第六章　养成科学的进餐习惯

## 一、膳食平衡

从养生的角度看,养生的基础是坚持,核心是适度,关键是细节,根本是平衡。从生命本质看都是为了平衡,才能实现活百岁。

平衡是瞬间,却又是永恒的,每个人均应努力使自己做好平衡,主要有膳食平衡,动静平衡,环境平衡和心理平衡。在此主要阐述膳食平衡的内容。

膳食平衡又叫营养平衡,讲营养平衡就要涉及营养素。营养素是生命的物质基础,没有营养素就没有人体健康。成年人身体已不再生长,要根据热能的消耗量来决定热能的摄入,也就是"量出而入",使人体的热能收支平衡,这样才能保持适当体重,保持健康。摄入量过多或过少,吃的比例不当,就会失去平衡,也就没有了健康。为了营养平衡,饮食必须合理。

### 1. 主食与副食的平衡

主食和副食两者缺一不可。有人主张多吃副食少吃主食,这既不符合养生之道又与中国的国情相悖;有人要减肥,只吃主食,不吃副食,结果却适得其反,多余的淀粉在体内会转化成葡萄糖,再转化为脂肪储存起来;有人认为主食没有营养,不吃正餐,饮食无常,零食不断。这些都不符合平衡膳食的要求。

现代营养学流行通俗简便的两句话:"一、二、三、四、五,红、黄、绿、白、黑。"一是指每天 1 杯牛奶或 1 杯酸奶;二是指每餐 100 克粮食;三是指 3 份蛋白,3 份指肉类 100 克(瘦猪、牛、羊肉,鸡、鸭肉或鱼

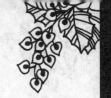

虾)、豆制品 100 克、鸡蛋 1 个;四是指 4 句话,即有粗有细(粗细粮搭配),不咸不甜,七八分饱;五是指每天吃 500 克蔬菜和水果,保持身体体液处于弱碱性,有助于防病防癌。红是指西红柿、红葡萄酒(100 毫升以内)等;黄是指南瓜、胡萝卜、黄豆、玉米等;绿是指绿茶、深绿色蔬菜等;白是指燕麦、茭白、白萝卜等;黑是指香菇、黑木耳、黑芝麻等。实际是指食物品种多样化,每天至少应该在 10 种以上,最好天天换花样,利于营养互补。这两句话把饮食合理、营养平衡具体化,容易记,按两句话做,基本可以达到营养平衡。

## 2. 酸性食物与碱性食物的平衡

常见的酸性食物包括肉类、禽类、鱼虾类、大米、白面及其制品;常见的碱性食物包括蔬菜、水果、豆类及其制品、牛奶、坚果中的杏仁、栗子、榛子等。两者不可偏颇,必须平衡,方可补益得当。吃鸡、鸭、鱼、肉等荤食和蛋类酸性食物,会使人体血液偏于酸性;吃蔬菜、水果、豆类等素食和饮茶能使人体血液偏碱性。酸性体液是人体百病之源,肥胖症、糖尿病、动脉硬化、高脂血症、脑出血、癌症等疾病,都是由于体液呈酸性的结果。

## 3. 荤与素的平衡

荤菜基本属于酸性食物,而素菜恰相反,基本属于碱性食物,两者的科学搭配,一则可以让人饱口福;二则可以使人体体液达到酸碱平衡,也不增加人体血液和心脏的负担。中国人的饮食习惯是以植物性食物为主,动物性食物为辅,这样的食物结构利于人体健康,利于长寿。

人类的标准膳食结构是:谷豆类食物、蔬果类食物与动物性食物之比应为 5∶2∶1。现代人虽然与原始人有很大的不同,但植物性食物与动物性食物,即素与荤的平衡比例应为 8∶2。

## 4. 饥与饱的平衡

吃饭不可过饱。"吃饱了"给人们带来的不仅仅是"撑着",这种

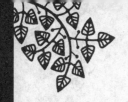

"满腹"状态如果长期持续,就会加速人体老化,导致各种疾病的发病时间大大提前。当然,吃饭也不能总是饥肠辘辘,过饥则伤肠。适当饮食,对保护脏器的健康是营养的关键。饥饱不匀,特别是经常生活没有规律,吃饭饥一顿饱一顿,饥时吃不饱,饱时暴饮暴食,就会影响胃肠功能,日久就会得慢性消化道疾病。

适当饮食,即不饥也不饱,或者说是七八分饱,最适合。

### 5. 精细与粗杂的平衡

长期吃精米、白面,会导致 B 族维生素缺乏,造成营养不良,诱发疾病。因此,要搭配吃些五谷杂粮,平时应尽量吃得杂一些,使食物搭配花样多一些,品种齐一点,最好每天吃食物品种达到 25～30 种,使食物互补,营养更全面,对人体生长发育、抵抗疾病有特殊功效。

细粮与粗粮的搭配比例最好是 4：6。

### 6. 寒与热的平衡

食物有寒、热、温、凉四性之别。中医所谓"热者寒之,寒者热之",就是要取得平衡的意思。夏天炎热,喝碗清凉解暑的绿豆汤;冬天寒冷,就喝红小豆汤;外感风寒了,回家吃碗葱花、辣椒热汤面;吃寒性的螃蟹一定要吃些姜末,吃完还要喝杯红糖姜汤;冬天吃涮羊肉,一定要搭配些凉性的白菜、豆腐、粉丝等。这些都是寒者以热补、热者以寒补的平衡膳食,如果破坏了这种平衡,必然伤身,维持这种平衡才能延年益寿。

### 7. 干与稀的平衡

每餐应该有干有稀,有些人图省事只吃干食,不仅影响肠胃的吸收效果,也易引起营养成分的比例失调。但要注意,这里所说的有干有稀,早餐是有馒头、稀饭,或牛奶、蛋糕等;午餐或晚餐是有汤有饭(大米饭或馒头),这里的汤应在饭前喝,而非汤泡饭,或是边吃饭边喝汤,更不是饭后喝汤。当然,也不能餐餐吃稀的,这样做主食提供的热能就不够人体消耗,只有做到有干有稀,到肠子里才易于消化吸收,利于健康。

### 8. 摄入与排出的平衡

摄入与排出的平衡是指吃进去的热能要与人体活动消耗的热能相等。生命的本质是新陈代谢,如果不注意平衡,多余的热能及各种代谢产物必然会在体内积蓄。脂类物质多了,会沉积在血管壁上,使血管变硬变窄;糖分的过量摄入会耗竭体内的胰岛素,损害胰岛细胞;蛋白质过剩会积蓄在肠道,所产生的毒素在体内循环不已,影响肾脏排泄;热能过多,冠心病、糖尿病、高脂血症、胆石症等"富贵病"会跟踪而来。所以,掌握摄入与排出的平衡是非常重要的。

### 9. 动与静的平衡

这里所讲的动与静的平衡是指食前忌动,即食前不要做剧烈运动,或者说运动后不要马上进餐;食后忌静,即食后不要马上躺下休息。中国人的午休都是习惯午睡。但食后不能马上躺下休息,吃饱了就睡,不利于消化吸收。整天坐办公室的人,午餐后 30 分钟,待摄入食物稍有消化再午睡;而晚餐后半小时,就可出去散步半小时至 1 小时,一是帮助消化吸收,二是舒活筋骨,消除疲劳,但不能做剧烈活动。

### 10. 情绪与食欲的平衡

情绪决定食欲。要学会调节控制食欲,保持良好的饮食习惯,促进身心健康。

# 二、进食宜慢不宜快

### 1. 进食细嚼慢咽好处多

随着生活节奏的加快,人们的饮食节奏也在不断加快,但研究表明,吃饭时仔细咀嚼有着很多利于健康的好处。

(1)充分咀嚼可抗癌:进食咀嚼而刺激口腔分泌的唾液能降低

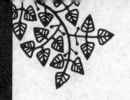

亚硝酸类化合物对细胞的攻击,改变细胞突变,对于化学合成剂、防腐剂等食品添加剂带来的危险,也有明显的解除作用。唾液还能中和、消除食物中的致癌物质。

(2)细细咀嚼为肠胃减负:不经咀嚼过程、直接吞咽入胃的食物,影响消化吸收。细细咀嚼能使食物与唾液充分混合,唾液有帮助和促进食物消化功能,且多次咀嚼能把食物磨碎,胃肠可更好地发挥消化吸收作用,已感到胃部不适的人更应细嚼慢咽。

(3)保持青春岁月不留痕:随着年龄增长,到 30 岁左右,大量分泌腮腺激素的耳下腺开始萎缩。若无足够的腮腺激素,血管和皮肤等组织的弹性和活力就难以保持。咀嚼可刺激耳下腺,保持腮腺激素的分泌。

(4)咀嚼次数越多,头脑就变得越聪明:咀嚼能锻炼脸部肌肉,在咀嚼肌的运动刺激下,血液源源不断地输往脑部,脑细胞间信息来往频繁,激素分泌增多,大脑的思维能力和工作效率显著提高。

使用咀嚼肌时,刺激会传到脑干、小脑、大脑皮质,提高脑部活动,充分咀嚼还有助于分泌胆囊收缩素,这种激素能随血液流动进入大脑,提高记忆和学习能力。欲达此效果,吃饭时尽量多咀嚼,以进食 1 口食物咀嚼 20 下为目标。

(5)预防龋齿:进食时口腔内呈现酸性,这种环境很适合龋齿菌滋生,牙齿表面的钙和磷也开始溶解,而咀嚼后,唾液大量分泌,中和了口腔里的酸。另外,牙齿表面和牙龈的食物残渣,由于机械摩擦而得到了消除,加快了牙龈部的血液循环,减少牙龈炎的发生。

(6)仔细咀嚼降糖降脂:老年人不能因胃部消化功能减弱而老是喜欢喝粥,喝稀的,应尽可能吃干的。咀嚼的时候,面部的肌肉在运动,从而充分发挥咀嚼的功能。中国中医科学院资深研究员、首席心血管病专家陆广莘教授曾在 1958 年做过一次实验,对 50 位糖尿病患者每人发一块消毒的海绵,让他们嚼半小时后吐掉,结果一检查,所有人的血糖、血脂都下降了。这说明,人在吃东西时,如果细嚼慢咽,很好地咀嚼,本身就可以降低血糖,降低血脂。现在人们害怕的植物里面所谓的致癌物,如果经过口腔的咀嚼就全没了。这个唾液,中医把它美名曰"金津玉液",它是抗衰老很重要的东西。

（7）细嚼慢咽防治胃病：吃饭要慢嚼,如果老年人有胃病,就应每次吃饭时,每口饭都嚼50次,再慢慢咽下去。如果把饭嚼到这个程度,胃的负担就大大减轻,胃病就会很快地痊愈。因为口中唾液有非常神奇的作用,唾液可以把致癌物质转化为无害物质。

（8）细嚼慢咽延缓大脑衰老

①细嚼慢咽防止大脑老化。老年人牙不好,吃东西时一般都喜欢"囫囵吞枣",或是用水送服。其实不知,"充分咀嚼"不仅能帮助消化,还能起到防止大脑老化的作用。脸部的咀嚼肌与大脑之间有一条"热线",通过充分咀嚼,血液能源源不断地输往脑部,大脑的氧气和葡萄糖也就多起来,进而刺激大脑的激素分泌增多,大脑的思维能力和工作效率也就相应提高。因此,充分咀嚼有健脑功能,并能起到防止大脑老化、保持思维清晰的作用。

②干嚼食物也能防止大脑老化。干嚼食物不仅增强了口腔的咀嚼运动,刺激唾液腺分泌唾液,可使整个消化过程产生极大影响,还能防止大脑老化。干嚼食物时,上述咀嚼肌和大脑之间的这条"热线",可显著提高大脑的思维能力,增加脑细胞的信息传递,起到防止大脑老化和预防老年痴呆症的作用。但咀嚼食物的刺激强度和刺激时间要够,才能激起机体反应和产生相应的生理效应。

**2. 进餐持续时间每顿半小时为宜**

人体消化食物的消化酶有分泌高峰,一般在十几分钟内,在分泌高峰中消化酶的浓度达到最佳的食物消化点,有利于营养元素的分解吸收。如果吃了油性较大的食物,胆汁会一下子从胆囊排到肠内,集中消化脂肪。但用餐时间过长,胆汁会"分期分批"地进入肠内,如胆汁数量不够,就不能充分消化脂肪,容易堆积脂肪,导致肥胖。所以说,过快或过慢进餐都可能导致肥胖。专家提议,每餐细嚼慢咽的

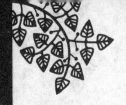

时间最好在 30 分钟左右,而绝非细嚼慢咽越慢越好。

# 三、饱食损健康

按养生要求,吃饭不要过饱,七八成饱正合适,可是很多年轻人看到满桌丰盛的菜肴,控制不住自己,暴饮暴食,甚至食后还要松裤腰带。殊不知,过饱要损健康,天长日久如此,就会慢性病缠身。

## 1. 饱食使大脑代谢紊乱

科学研究证明,饱食后,大脑中有一种叫"纤维芽细胞"生长因子会比不饱食时增长数万倍,而这种生长因子会使脂肪细胞和毛细血管内皮细胞增大,促使脑动脉硬化,脑皮质血氧供应不足,脑组织萎缩和脑功能退化,最终出现痴呆而缩短人的寿命。

## 2. 饱食损伤细胞使人早衰

人们呼吸时吸收的氧,有 2% 被氧化酶催化形成活性氧(自由基),活性氧是对人体极其有害的物质,能导致细胞损伤,动脉血管硬化,引发疾病、衰老,甚至死亡。而人体摄入的热能越多,产生的活性氧就越多,人老化的程度也就越快。而少吃点就可以减少活性氧的产生,使细胞免受其害,从而延缓人体衰老。

## 3. 长期饱食引起多种疾病

长期饱食会使人肥胖,引起动脉硬化、冠心病、糖尿病、癌症等一系列疾病。实际上,在中国古代就有节食能长寿的论述。为了长寿,古人还创造了"辟谷养生"的学说,"辟谷"就是节食。现代人生活水平高,餐餐山珍,顿顿海味,吃得红光满面,吃得大腹便便,殊不知美酒佳肴的后面,便是疾病、短寿。

## 4. 长期饱食易痴呆

人的饭量大,通常被看做是身体健康的表现,然而有关营养学家经过大量的研究证实,长期饱食,容易引起记忆力下降。由于长期进食过量,会使身体里的大量血液,包括大脑的血液大部分调集到胃肠道,以供胃肠蠕动和分泌消化液的需要,大脑供血相对不足,必然会引起语言、思维、记忆、想象等区域的抑制,从而出现"全身发胖,大脑简单"的现象,智力也就越来越差,认知能力大幅下降,最终导致痴呆。

### 5. 肺功能下降心慌气短

一般说来,有慢性呼吸系统疾病的患者,肺功能都有不同程度的下降,使患者长期处于一种缺氧状态。如果吃得太饱,胃部充盈,会使横膈往上推移,压迫肺部,使肺部扩张能力下降,这样一来,就会使患者感到呼吸困难;另一方面,吃得太饱,消化食物需要大量的氧,这无疑也加大了氧的供需矛盾。

# 四、讲究进餐顺序有利于健康

随着肠胃病的发病人数与日俱增,近几年来一些健康专家开始探究其中潜藏的一些问题,才赫然发现,大多数人对进餐时所吃的几种主要食物都吃错了"顺序"。

### 1. 水果应在用餐半小时后吃

各类食物中,水果的主要成分是果糖,无需透过胃来消化,而是直接进入小肠就被吸收。米饭等淀粉类食物,以及含蛋白质成分的食物,则需要在胃里停留1～2个小时,甚至更长的时间,才能跟消化液胃酸产生化学作用,等完全分解之后,才会被小肠所吸收。

若进餐后立即吃水果,消化慢的淀粉、蛋白质会阻塞着消化快的水果。所有的食物一起搅和在胃里,而水果在体内 36℃～37℃ 下,容易腐烂产生毒素,这就是身体病痛的原因之一。因此,水果应在用餐半小时后吃。

### 2. 饭后不该立即吃甜食

如果饭后马上吃甜食,其最大害处是会中断、阻碍体内的消化过

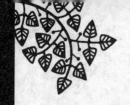

程,胃内食物容易腐烂,被细胞分解成酒精及醋一类的东西,产生胃气,形成肠胃疾病。

同样,甜食应在餐后半小时再吃较为适宜,有助于消化。

一些老年人有正餐后吃甜品的习惯。这样做,即便是少量的甜品也是不合适的。进餐后血糖升高,人体通过胰腺分泌胰岛素来降低血糖。如餐后立即进食糖果,可使胰腺加倍工作以分泌更多的胰岛素,长此以往,胰腺因疲劳而怠工,容易病变。但适量的糖分摄入对老年人来说又是非常必要的,所以老年人最好把享用甜品的时候放在两餐之间,即上午9～10点,下午3～4点。

健康成人在餐前1小时吃水果也行,因为水果是生食,吃完后再进熟食,体内白细胞就不会增多,有利于保护人体免疫系统,对于糖尿病患者进食水果的时间不是餐后半小时,而是在两餐(早、中餐或中、晚餐)之间或临睡之前较妥。因为这段时间血糖较为稳定,进食少量水果对血糖的影响不会太大。

每天吃水果提供的热能应在每天所需总热能控制之内。每天要控制水果摄入量,一般以每天100克为好,不能毫无顾忌。如血糖偏高时,应尽量少吃,或者在吃了一定量的水果后就要相应在食谱中减少等量热能主食,以免总热能超标。

### 3. 吃饭与喝汤

饭后喝汤的最大问题,在于冲淡食物消化所需的胃液,所以吃饭时最忌边吃饭边喝汤,或是以汤送饭下肚,或是吃过饭后再来一大碗汤。错误的喝汤容易阻碍正常消化。按要求,是饭前喝汤,一则可用来暖胃,二又能够缓解饥饿感,还可避免一下子狼吞虎咽而吃得太多太急,使肚子被装得太满。

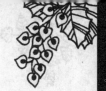

# 第七章 饮食搭配不当易致病

## 一、防止病从口入

癌症的发生与膳食和生活方式密切相关,而适当的食物选择和搭配,可降低患癌的危险性。其中,适当的膳食改变可预防 75% 的结肠癌和直肠癌。

科学家们在研究蔬菜和水果的抗癌成分时发现,蔬菜和水果的保护性作用是由维生素、无机盐、纤维素和植物化学物质相互作用产生的。绿叶蔬菜、胡萝卜、马铃薯和柑橘类的水果防癌效果最好,但重要的是每天要吃 5 种以上的蔬菜、水果,而且要经常坚持,这样才能有持续预防癌症的作用。

饮酒可增加得癌的机会,但考虑到适量饮酒有舒筋活血的作用,因此建议成年男性每人每天饮酒量不超过两杯,成年女性每人每天饮酒量不超过 1 杯。如此,可减少口腔癌、咽喉癌、食管癌、肝癌、结肠癌、直肠癌的发生。

### 1. 当心食物搭配组合致癌

(1)海鲜与啤酒搭配易诱发痛风:海鲜是一种含嘌呤和苷酸两种成分的食物,而啤酒中则富含分解这两种成分的重要催化剂维生素 $B_1$。吃海鲜时饮啤酒,会促使有害物质在体内的结合,增加人体血液中的尿酸含量,从而形成难排的尿路结石。如果自身代谢有问题,吃海鲜时喝啤酒容易导致血尿酸水平急剧升高,诱发痛风,以致出现痛风性肾病,痛风性关节炎等。

(2)火腿与乳酸饮料搭配容易致癌:常吃三明治搭配优酪乳

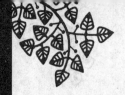

当早餐的人要小心,三明治中的火腿、培根 * 等和乳酸饮料(含有机酸)一起食用,容易致癌。因为,为了保存香肠、火腿、培根、腊肉等加工的肉制品,食品制造商会添加硝酸盐来防止食物腐败及肉毒杆菌的生长。当硝酸盐碰上有机酸(乳酸柠檬、酒石酸、苹果酸等)时,会转变为一种致癌物质亚硝胺。因此,不要经常食用这类加工的食品,以免增加致癌风险。

(3)萝卜与橘子、苹果等搭配易诱发甲状腺肿大:萝卜会产生一种抗甲状腺的物质硫氰酸,如同时食用大量的橘子、苹果、葡萄等水果,水果中的类黄酮物质在肠道经细菌分解后就会转化为抑制甲状腺作用的硫氰酸,进而诱发甲状腺肿大。

(4)鸡蛋与豆浆搭配降低蛋白质的吸收:生豆浆中含有胰蛋白酶抑制物,它能抑制人体蛋白酶的活性,影响蛋白质在人体内的消化吸收,鸡蛋的蛋清里含有黏性蛋白,可以同豆浆中的胰蛋白酶结合,使蛋白质的分解受到阻碍,从而降低人体对蛋白质的吸收。

(5)牛奶与巧克力搭配易发生腹泻:牛奶含丰富的蛋白质和钙,巧克力则含草酸,若两者混在一起吃,牛奶中的钙会与巧克力中的草酸结合成一种不溶于水的草酸钙,食用后不但不被吸收,还会发生腹泻、头发干枯等症状,影响生长发育。

(6)水果与海鲜搭配不容易消化:吃海鲜的同时,若再吃葡萄、山楂、石榴、柿子等水果,就会出现呕吐、腹泻、腹痛、腹胀等,因为这些水果中含有鞣酸,遇到水产品中的蛋白质,会沉淀凝固,形成不易消化的物质。人们吃海鲜后,应间隔 4 小时以上再吃这类水果。

(7)鲤鱼与咸菜同吃易引起消化道癌变:鲤鱼不宜与咸菜同

---

* 培根　培根又名烟肉(Bacon),是将猪肉未经腌熏等加工的猪胸肉,或其他部位的肉熏制而成。烟肉一般被认为是早餐的头盘,将之切成薄片,放在锅里烤或油煎。烟肉味道极好,常用作烹调,眼肉被视为肥胖的主要来源。但因为美国推出低糖类减肥法,烟肉致肥的观点渐渐改变。

食,因鲤鱼中含有丰富的蛋白质,而咸菜中含有亚硝酸盐,两者一起烧煮或者同食,会产生化合作用,生成一种致癌物质亚硝胺,引起消化道癌症。所以,鱼与咸菜不宜搭配食用,而是应该与新鲜蔬菜搭配为宜。

**2. 少数食品食用不当易致癌**

瑞典科学家在 2002 年公布的研究成果说,包括炸薯条在内的多种油炸淀粉食品中含有致癌物丙烯酰胺。美国有关部门最新进行的检验显示,在黑橄榄、李子汁及一些饼干等更多食品中也有丙烯酰胺的存在。

美国专家在最新检验报告中说,在检验了 750 种食品后确认,一些零食,特别是油炸食品中的丙烯酰胺含量较多,其中炸薯条、椒盐曲奇和爆米花中的含量最高。一种常用来让幼儿磨牙的竹竿饼干的丙烯酰胺含量也较多,烤火鸡和炸鸡等熟食中也有一定量的丙烯酰胺存在,但婴儿配方奶粉中还没有发现丙烯酰胺的存在。

丙烯酰胺是淀粉类食品在经过高温油炸后自然形成的一种化合物,目前科学家认为它能导致动物癌症和生殖系统疾病,对人体来说,大剂量的丙烯酰胺还是一种神经毒素。

美国食品和药物管理局建议消费者养成平衡饮食的习惯,多吃一些脂肪含量低、纤维含量高的谷物、水果和蔬菜。

(1)鼻咽癌与海鲜:复旦大学附属肿瘤医院曾公布一项调查显示,该院在 1 年内曾接诊的约 700 例鼻咽癌患者中 70% 居住在沿海地区,其中三成嗜吃海鲜。专家说,大部分海鲜中存在一种叫 EB 的病毒,这种病毒是鼻咽癌的诱发因素。嗜吃海鲜者如体内缺乏抗这种病毒的免疫力,对这种病毒尤为敏感,很容易患上鼻咽癌。如果要补充高蛋白,海鲜并不是首选。想吃海鲜,可以选择与河鲜交叉食用,这样会有效减少患病率。

(2)多吃加工肉制品患胃癌风险增加:瑞典科学家一份研究报告说,多吃熏肉、香肠和熏制火腿会增加人们患胃癌的风险。研究

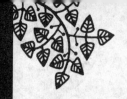

表明,如果一个人每天对加工肉制品的消费增加30克,患胃癌的风险就会增加15%～38%。在所有死于癌症的患者中,胃癌患者占到近1/10。加工肉制品常常经过腌制、熏制或加入硝酸盐,这种方法可以延长其存放时间,但增加了人们患胃癌的风险。

(3)面包吃太多患肾癌风险高:意大利科学家进行的一项医学研究结果显示,大量食用精制谷物,尤其是面包,患肾细胞癌的风险会相应升高。研究人员观察对同一食物用量最多和最少的患者身体状况后发现,大量食用面包使患肾细胞癌风险提高94%,这项研究证明,食用适量谷物和大量蔬菜可能对人体避免患肾细胞癌起到有利作用。

(4)爱吃甜食者更容易得癌症:爱吃甜食的人可要注意,除龋齿、肥胖、糖尿病外,还可能受到癌症的威胁。日本大学药理学教授田材丰幸经研究发现,平时好吃高糖类食物的人,由于自身免疫力功能减退,患癌症机会比普通人高4～5倍。因此,日本厚生省早已提出,每天糖的摄入量不得超过20克。

对比研究结果,解放军二炮总医院急诊科主任彭石林也表示认同。原因是所有的糖都是含钙的酸性食品,摄入过量必然和人体的钙发生冲突,使人体出现中性或弱酸性环境,人体免疫力也随之下降,各种致癌因子便会乘虚而入,长期摄入高糖食物容易导致肿瘤。

专家建议喜欢吃甜食、饼干、零食的人,每天摄入白糖总量应控制在30～40克。在常吃的甜食中,一勺果酱约含糖15克,3小块巧克力约含糖9克,一个蛋卷冰激凌约含糖10克,几块饼干约含糖10克等,如果不注意,30～40克糖的摄入量很容易突破。因此,一定要限制甜食的摄入,日常饮食以谷类、豆类、甘薯为主,多吃新鲜蔬菜和水果,特别是深色叶类菜和胡萝卜、西红柿等。

另外,家长要控制孩子零食、糖果的摄入量,以免因糖摄入量超标,造成体质下降而给癌细胞以可乘之机。

(5)咀嚼槟榔会致癌:世界卫生组织癌症研究中心曾于2007

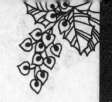

年 8 月向国际社会发出警告说，咀嚼槟榔会致癌。

据法国媒体报道，专家警告说，早在 1985 年进行的一项研究就已经证实，把烟草和槟榔叶、果混在一起咀嚼会导致口腔癌、咽癌及食管癌，而最近完成的一项新研究再次表明，即使咀嚼不加入烟草的槟榔也同样会导致口腔癌等癌症发生。常嚼槟榔会造成口腔黏膜下纤维化，这是导致口腔癌病变的主因。

在印度尼西亚等亚洲国家，咀嚼槟榔十分盛行，甚至成了一种传统习俗，据说它能提神，减轻饥饿感，缓解气喘等。后来，欧洲尤其是英国及北美一些国家也开始流行咀嚼槟榔。据报道，全球每年发生 39 万例口腔癌症（口腔癌或咽癌），其中 58％ 发生在南亚和东南亚地区。在印度部分地区，口腔癌已成为最常见的癌症之一。

（6）高脂食物可成为癌症"催化剂"：每年冬季，天气寒冷，不少人会调整自己的饮食结构，倾向于高脂肪、高热能的食品。但医学专家提醒说，高脂肪膳食是促发某些癌症的"催化剂"，在调整饮食结构时，一定要警惕过量摄入高脂肪、高热能食物。

医学专家称，多种致癌物质多是脂溶性，即可溶解于脂肪中。因此，从饮食中摄入的动物脂肪越多，溶解和吸收致癌物质的危险性就越大。此外，高脂肪饮食可增加肠道内胆汁酸的分泌，后者对肠道黏膜有潜在的刺激损害作用，可能会诱发肿瘤。

# 二、不宜搭配同食的食物

## 1. 不宜和猪肉搭配同食的食物

（1）牛肉：猪肉和牛肉不可共食的说法由来已久，这主要是从中医角度来考虑，从中医食物药性来看，猪肉酸冷、微寒，有滋腻阴寒之性；而牛肉则气味甘温，能补脾胃、壮腰脚，有安中益气之功效，两者一温一寒，一补中脾胃，一冷腻虚人。性味有所抵触，故不宜同食。

（2）羊肝：中医云："猪肉羊肝共食之，令人心闷。"这主要是因为

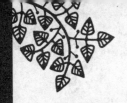

羊肝气味苦寒,补肝、明目,治肝风虚热;猪肉滋腻,入胃便作湿热,从食物药性讲,配伍不宜。另外,羊肝有膻气,与猪肉同炒,易生怪味。

(3)豆类:从现代营养学观点来看,豆类与猪肉不宜搭配同食。

豆中植酸含量很多,60%~80%的磷是以植酸形式存在的。它常与蛋白质和无机盐元素形成复合物而影响两者的可利用性,降低其利用效率。

多酚是豆类的营养素之一,它与蛋白质起作用,影响蛋白质的可溶性,降低其利用率。多酚不仅影响豆类本身的蛋白质利用,在与肉类配合时也影响肉类蛋白的消化吸收。

豆类纤维素中的醛糖酸残基可与瘦肉、鱼类等荤食中的无机盐如钙、铁、锌等形成螯合物而干扰或降低人体对这些元素的吸收,故猪肉不宜与黄豆相搭配食用。

豆中含有产气的化合物——寡糖化合物,如棉子糖、水苏糖和毛蕊花糖等,由于人体消化系统不分泌半乳糖苷酶,因而不能消化这些化合物。它们在大肠腔内由于细菌的作用,分解后产生大量气体($CO_2$、$H_2$、$CH_4$ 等),加上消化不良等因素形成腹胀气壅气滞。所以,猪肉、猪蹄炖黄豆是不合适搭配。

(4)香菜:香菜又名芫荽,辛温,耗气伤神;猪肉滋腻,助湿热而生痰。古书有记载:"凡肉有补,惟猪肉无补。"一耗气,一无补,故两者配食,对人体有损害。香菜可去腥味,与羊肉同吃相宜。

(5)虾:虾有淡水虾、海水虾之分。淡水虾如青虾,性味甘温,功能补肾壮阳,通乳;海水虾,性味甘咸温,亦有温肾壮阳作用。猪肉助湿热而动火,故两者相配,耗人阴精,元朝朱震亨云:"猪肉补气,世俗以为补阴,误矣!惟补阳尔;今之虚损者,不在阳而阴,以肉补阴是以火济水,盖肉性入胃,便作湿热。"阴虚火旺者,忌猪肉与虾配食。故其结论为:虾不可与猪肉同食,损精。

**2. 不宜与羊肉搭配同食的食物**

(1)豆酱:豆酱系豆类熟后发酵加盐水制成,含蛋白质、脂肪、糖

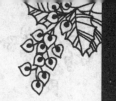

类、维生素 $B_1$、维生素 $B_2$、氨基酸和钙、磷、铁等元素,性味咸寒,能解除热毒。而羊肉大热动火,两者功能相反,所以不宜同食。俗话说:"猪不吃姜,羊不吃酱"("吃"即配食之意),这是有一定道理的。

(2)醋:醋中含蛋白质、糖、维生素 $B_1$、维生素 $B_2$、醋酸及多种有机酸(如乳酸、琥珀酸、柠檬酸、葡萄酸、苹果酸等)。醋中的曲酶分泌蛋白酶,将原料中的蛋白质分解为各种氨基酸。其性酸温,能消肿活血,杀菌解毒;食物药性又与酒相近。所以,醋可以去鱼腥,宜与寒性食物如蟹等配合,而羊肉大热,所以不宜配醋。

(3)荞麦:据《本草纲目》记载,荞麦气味甘平,性寒,能降压止血,清热敛汗;而羊肉大热,功能与此相反,所以不宜同食。

(4)南瓜、西瓜:羊肉与南瓜、西瓜同食,损精伤气,破坏微循环的平衡。

(5)茶:羊肉与茶同食,可产生对人体有害的物质及消化不良。

(6)姜:羊肉与姜同食,可产生口干、咽痛、便秘、刺激肾脏。

**3. 不宜与鸡肉搭配同食的食物**

(1)鲤鱼:鸡肉甘温,鲤鱼甘平。鸡肉补中助阳,鲤鱼下气利水,性味不反但功能相乘,鱼类皆含丰富蛋白质、微量元素、酶类及各种生物活性物质;鸡肉成分亦极复杂。古籍中常可见到鸡鱼不可同食的说法,主要不可同煮、同煎炒。现代生活中的饮食习惯亦非常少见鸡鱼同烹的现象。

(2)芥末:鸡肉、芥末这两种食物如果同食后,会伤元气。因芥末是热性之物,鸡属温补之品,恐助火热,无益于健康。

(3)大蒜:大蒜性辛温,主下气消谷、除风、杀毒。古人说:"大蒜属火,性热喜散。"而鸡肉甘酸温补,两者功用相左;且蒜气熏臭,从调味角度讲,也与鸡不合。古典《金匮要略》中就有"鸡不可合葫蒜食之,滞气"的记载。

(4)芹菜:鸡肉与芹菜,同食可损气伤精。

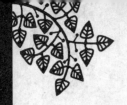

（5）芝麻、菊花：鸡肉与芝麻、菊花同食可导致食物中毒。

（6）李子：鸡肉与李子同食易伤肠胃，可引起痢疾。

**4. 不宜与狗肉搭配同食的食物**

（1）鲤鱼：依据传统医学的说法，鲤鱼气味甘平，利水下气。除含蛋白质、脂肪、钙、磷、铁外，还有十几种游离氨基酸及组织蛋白酶，与狗肉同食，两者生化反应极为复杂。不仅两者营养功能不同，而且可能产生不利于人体健康的物质。故不宜共食，更不宜同烹。这在《金匮要略》和《饮膳正要》中都有这方面的记载。

（2）茶：狗肉中富含蛋白质，而茶叶中鞣酸较多，如食狗肉后立即饮茶，会使茶叶中的鞣酸与狗肉中的蛋白质结合为鞣酸蛋白。这种物质有收敛作用，能减弱肠蠕动，产生便秘，代谢产生的有毒物质和致癌物滞于肠内被吸收，而不利于健康。所以，吃狗肉后忌饮茶。

（3）大蒜：大蒜辛温，温中、下气、杀菌、消谷。新鲜大蒜中，有大蒜氨酸，是一种含硫氨基酸，经大蒜酶分解大蒜辣素，有杀菌作用，并能刺激肠胃黏膜，引起胃液增加，蠕动增强。

狗肉热性，大蒜辛温有刺激性；狗肉温补，大蒜熏烈，同食助火，容易损人，特别是对于火热阳盛素质的人更应当忌食。关于这种辩证关系，不仅李时珍在《本草纲目》中有"狗肉同蒜食，损人"的记载，而且在香港的《中国民历》附《食物相克中毒图解》中，也明确指出狗肉与大蒜相克。

（4）绿豆：狗肉与绿豆同食会中毒。

**5. 不宜与兔肉搭配同食的食物**

（1）橘子：橘子是一种营养丰富的水果，果肉和果汁中含葡萄糖、果糖、蔗糖、苹果酸、柠檬酸、胡萝卜素、维生素 $B_1$、维生素 $B_2$、维生素 C、烟酸，其性味甘酸而温，多食生热；兔肉酸冷，食兔肉后，不宜马上吃橘子，同时，多吃也会引起肠胃功能紊乱，而致腹泻。

（2）芥末：中医学认为，芥末性温，能温中利窍，通肺豁痰，利膈开胃。含芥子油及芥子苷、芥子酶、芥子碱、芥子酸等。其味辛辣能刺激皮肤、黏膜,扩张毛细血管,大量食用可使血管容量和心率下降。兔肉酸冷性寒,与芥末性味相反,不宜同食。芥子粉碎后用作调味品,烹制兔肉时不可使用。

(3)鸡蛋:兔肉性味甘寒酸冷,鸡蛋甘平微寒。两者各有一些生物活性物质,若同炒共食,则易产生刺激肠胃道的物质而引起腹泻,所以不宜同食。

(4)姜:兔肉酸寒,性冷;干姜、生姜辛辣性热。两者性味相反,寒热同食,易致腹泻。所以烹调兔肉时不宜加姜。

(5)鸭肉:兔肉与鸭肉同食,易致腹泻、怕冷,面色苍白者慎食。

(6)芹菜:兔肉与芹菜同食会引起脱发。

# 三、不宜空腹吃的食物

### 1. 酒

空腹饮酒会刺激胃黏膜,引发胃炎、胃溃疡等多种疾病。

### 2. 糖

空腹吃糖易引起蛋白质聚糖作用,有损于对各种蛋白质的吸收,导致动脉粥样硬化症,影响肾与血液循环的正常功能。空腹吃糖还易损长寿蛋白。空腹喝下 1 杯甜果汁,或吃下 1 块糖果时,血液里马上充满糖分。这种状况持续越久,对人体内的蛋白质所造成的损害越大。现代医学认为:人体内若干蛋白是属于"长寿蛋白",其性能稳定,经很长时间才能发生新陈代谢。当糖与蛋白质结合后,则会加速"长寿蛋白"的分解。临床大量病例证实:糖尿病患者是糖与蛋白质结合所致。

### 3. 牛奶、豆浆

因为牛奶、豆浆里富含蛋白质,只有摄入一定量淀粉食品后再饮

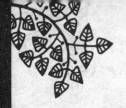

用,才能起到滋补身体的作用。

**4. 香 蕉**

香蕉富含镁,空腹食用香蕉,会使血液中含镁量骤然升高,成人血液里镁钙比例失调,对心血管产生抑制作用,不利于健康。

**5. 柿 子**

空腹吃柿子容易和胃酸结合凝成难于溶解的硬块,引起心口痛、呕吐、胃扩张、胃溃疡,甚至胃穿孔、胃出血*等。

**6. 西红柿**

因西红柿含有大量的果胶、柿胶酚、可溶性收敛剂等成分,容易发生化学反应,凝结成不易溶解的块状物。这些硬块可将胃的出口幽门堵塞,使胃内压力升高,造成急性胃扩张而感到胃胀疼痛。

**7. 山 楂**

因为山楂味酸,能行气消食,若空腹食用,不仅耗气,而且会增加饥饿并加重胃痛。

**8. 橘 子**

橘子汁含有大量糖分和有机酸,空腹吃橘子,会刺激胃黏膜,使脾胃满闷、反酸。

**9. 大 蒜**

空腹吃大蒜易引起急性胃炎。

**10. 黑 枣**

黑枣中含有一种未挥发性物质,易和人体胃酸结成硬块。所以不能空腹食用,特别不能在睡前过多食用,患有慢性胃肠疾病的人最好不要食用。

**11. 白 薯**

因白薯中含有单宁和胶质,会刺激胃壁分泌更多胃酸,造成胃酸

---

    * 引自中医古籍出版社出版的《养生防病新论》。

过多而烧心。

# 四、豆腐与健康

### 1. 过量食用豆腐对人体健康的 5 大害处

豆腐是以黄豆、青豆、黑豆为原料,经浸泡、磨浆、过滤、煮浆、加细、凝固和成型等工序加工而成的,是最广、最大众化的烹饪原料之一。豆腐及豆腐制品的蛋白质含量比大豆高,而且豆腐蛋白属完全蛋白,不仅含有人体必需的 8 种氨基酸,而且其比例也接近于人体需要,营养价值较高。

豆腐还含有脂肪、糖类、维生素和无机盐等。中医学理论认为,豆腐味甘性凉,入脾、胃、大肠经。具有益气和中,生津润燥、清热解毒的功效,可治疗赤眼、消渴,解硫黄、烧酒毒等。可豆腐虽好,多吃也有弊,过量食用会危害健康。

(1)促使肾功能衰退:在正常情况下,人吃进体内的植物蛋白质经过代谢变化,最后大部分成为含氮废物,由肾脏排出体外。人到老年,肾脏排泄废物的能力下降,此时若不注意饮食,大量食用豆腐,摄入过多的植物性蛋白质,势必会使体内生成的含氮废物增多,加重肾脏负担,使肾功能进一步衰退,不利于身体健康。

(2)引起消化不良:豆腐中含有极为丰富的蛋白质,一次食用过多不仅阻碍人体对铁的吸收,而且容易引起蛋白质消化不良,出现腹胀、腹泻等不适症状。

(3)促使动脉硬化形成:美国医学专家指出,豆制品中含有极为丰富的蛋氨酸,在酶的作用下可转化为半胱氨酸,半胱氨酸会损伤动脉管壁内皮细胞,易使胆固醇和三酰甘油沉积于动脉壁上,促使动脉硬化形成。

(4)导致碘缺乏:制作豆腐的大豆含有一种叫皂角苷的物质,它

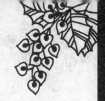

健康长寿食为本

第七章 饮食搭配不当易致病

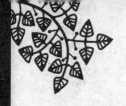

不仅能预防动脉粥样硬化,而且还能促进人体内碘的排泄。长期过量食用豆腐很容易引起碘缺乏,导致碘缺乏病。

(5)促使痛风发作:豆腐含嘌呤较多,嘌呤代谢失常的痛风病患者和血尿酸浓度增高的患者多食易导致痛风发作,特别是痛风病患者要少吃。

可见,豆腐虽好也不宜天天吃,一次食用也不要过量。老年人和肾病患者、缺铁性贫血者、痛风病患者、动脉硬化患者更要控制豆腐的食用量。中医学认为,豆腐性偏寒,胃寒者和易腹泻、腹胀、脾虚者,以及常出现遗精的肾亏者也不宜多食。

### 2. 不宜吃豆腐的4种人

(1)尿酸高者:豆腐和豆腐制品含嘌呤较多,嘌呤代谢失常的痛风病患者,以及血尿酸浓度增高的患者,不宜食用豆腐及豆腐制品。

(2)胃寒者:豆腐性偏寒,平素有胃寒者,如食用豆腐后有胸闷、反胃现象,则不宜食用。

(3)脾胃虚者:易腹泻、腹胀、脾虚者,也不宜多食豆腐。

(4)正在服用四环素类药物者:因为用豆腐制作的食品含有较多的钙、镁,四环素遇到钙、镁会发生反应,降低杀菌效果。

### 3. 宜忌与豆腐同吃的食物

(1)忌与豆腐同吃的食物:

①茶。豆腐与茶同食,不易消化,影响蛋白质、钙的吸收。

②菠菜、葱。豆腐与菠菜、葱同食,影响钙的吸收,易引起腹胀。

(2)宜与豆腐同吃的食物:

①青蒜苗。豆腐干加青蒜苗有生发和抑制癌细胞的功能。

②木耳。豆腐与木耳同食,对高血压、高脂血症、糖尿病有防治作用。

③萝卜。豆腐与萝卜同食,有利于全面消化吸收豆腐的营养物质。

④鱼。豆腐与鱼同食，提高钙吸收率，防止骨质疏松、佝偻病。

⑤菇类。豆腐与菇类同食，可益智强体、抑制癌细胞的扩散。

⑥虾仁。豆腐与虾仁同食，补钙、降压、降脂，是肥胖者的食疗佳品。

⑦蛤蜊。豆腐与蛤蜊同食，可滋阴润燥，光亮肌肤。

⑧生菜。豆腐加生菜，可滋阴补肾，增白皮肤，减肥健美。

⑨海带。豆腐与海带同食，可维持碘元素的平衡，防治甲亢，缓解痛风病。

## 五、勿吃容易引起中毒的食物

### 1. 鸡头和鸭头

民谚道：十年的鸡头赛砒霜。意思是说，鸡越老，鸡头毒性越大。用现代医学观点分析，其原因是鸡在啄食中会吃进含有重金属的物质，这些重金属物质主要储存于鸡的脑组织中，鸡龄越大，储存量就越多，毒性就越强。因此，在享受鸡头美味的同时，也摄入了重金属毒物，若食用过多，就可能引起中毒反应。所以鸡头不宜多吃。鸭头、鹅头也不宜多吃，其道理大同小异。

### 2. 鱼 头

近年来，整体环境恶化，水源污染增加，使有害物质侵入鱼体，再加上鱼类，尤其是食肉或杂食鱼类处在水体食物链的最上端，这些有害的化学物质在鱼体内也堆积得最多，这种现象在医学上称为"富集作用"。

另外，有些不法养殖者和商贩，在淡水饲养的鱼饲料中添加化学物质，更加重了鱼体内的有害物质的富集。而这些物质主要蓄积分布在鱼油相对集中的鱼头内。所以，奉劝喜欢吃"头"的食客改掉这一嗜吃鱼头的不良习惯。

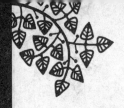

### 3. 未腌透的白菜

食用白菜注意两点：一是隔夜的熟白菜，即使加热后也要少吃或不吃；二是未腌透的白菜万万吃不得。新鲜白菜含有大量无毒的硝酸盐类，煮熟后如放置较久，由于细菌的作用，使硝酸盐还原成毒性很强的亚硝酸盐。亚硝酸盐对人体有害，它进入胃肠道，迅速入血，血液中的血红蛋白携带大量的氧供机体代谢，而亚硝酸盐能使正常的血红蛋白氧化成高铁血红蛋白而丧失带氧能力，使机体缺氧而引起皮肤、黏膜发绀等症状，严重危害人体健康。因此，食用白菜最好是现炒现吃。

烂白菜不能食用。因为食用烂白菜后，会使人缺氧而引起头痛、头晕、恶心、腹胀等，严重时会抽筋、昏迷，甚至有生命危险。

### 4. 无根豆芽

无根豆芽是施用除草剂使生长出来的豆芽没有根。而除草剂中含有使人致癌、致畸和致突变的有害物质。

### 5. 鲜黄花菜

鲜黄花菜有毒，干品无毒。因为鲜黄花菜中含有秋水仙碱，这种毒素可引起嗓子发干、胃部烧灼感、血尿等中毒症状。若将鲜黄花菜在开水中冲烫一下，然后用凉水浸泡2小时以上，中间换一次水，鲜黄花菜就无毒了。

### 6. 长斑的红薯

红薯上长黑斑，是由于感染黑斑菌所致，吃后容易中毒。

### 7. 发黄的银耳

变质发黄的银耳是受黄杆菌污染所造成的，吃了可引起头晕、肚痛和腹泻等中毒现象。

### 8. 变色的紫菜

若凉水浸泡后的紫菜呈现蓝紫色，说明紫菜在干燥、包装前已被有毒物所污染，这种紫菜对人体有害，不能食用。

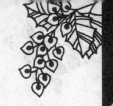

### 9. 未腌透的咸菜

腌菜时如果放盐量不足,腌制时间不满 8 天,可能造成亚硝酸盐中毒。

### 10. 没煮熟的四季豆

如食用没煮透的四季豆,或外表是青色的菜豆,食后便会中毒。

### 11. 新鲜木耳

因含有一种对光线特别敏感的啉类物质,食后经太阳照射可引起日光性皮炎。

### 12. 新鲜蚕豆

有的食后会引起过敏性溶血综合征,出现全身乏力、贫血等症状。

### 13. 胖大的豆芽

用化肥发的豆芽都是又白又胖,其中残留大量的氨,在细菌的作用下,会产生亚硝胺,大量食用会引起头昏、恶心、呕吐。

### 14. 发芽的马铃薯和青色西红柿

均含有龙葵碱毒性物质,食后会发生头晕、呕吐、流涎等中毒症状。

# 六、忌食促进衰老的食物

人们在日常生活中经常可见到相同年龄和相同工作环境的人,从外表上看可相差 10 岁,甚至更多。有些人未老先衰,这种现象是由多种原因造成的,其中常吃某些催人早衰的食物是一个重要原因。

### 1. 含铅食物

铅会引起大脑记忆力衰退、痴呆、智力发育障碍等症。人体摄铅过多,不仅易使人患痴呆症,而且还会使人脸色灰暗,过早衰老。

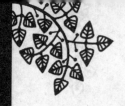

**2. 腌制食物**

腌制鱼、肉、菜等食物易与人体内的各类物质作用，生成亚硝胺类的致癌物质，人吃多了易患癌症，并促使人体衰老。

嗜食腌制食物易诱发食管癌。据调查，我国河北太行山居民爱吃酸菜、广东粤东人爱吃腌制食物，所以这两个地区是我国食管癌患病率、病死率最高的地区。目前，食管癌在我国恶性肿瘤发病率中名列第四。*

**3. 霉变食物**

粮食、油类、花生、玉米、豆类、肉类、鱼类等食物发生霉变时，会产生大量的病菌和黄曲霉素。这些发霉食物一旦被人食用后，轻则发生腹泻、呕吐、头昏、眼花、烦躁、肠炎、听力下降和全身无力等症状，重则可致癌致畸，并促使人早衰。

花生和玉米在保存过程中，如保管不当，受热和受潮，就很容易发霉长毛，这种真菌就是黄曲霉菌，它所产生的黄曲霉素就是一种强烈的致癌物。用含黄曲霉素的玉米饲养老鼠，一年以后可诱发肝癌。所以发生霉变的花生、玉米都不能吃。

**4. 水　垢**

由于近几年来，自来水的污染较严重，致使饮用自来水时用来装水的茶具或水具用久了会产生水垢，而水垢中含有较多的如镉、汞、砷、铝等有害金属物质，它们在饮茶时被带入体内，与食物中的蛋白质、脂肪和维生素等化合，生成难溶的沉淀，阻碍营养的吸收，经常饮用会引起人体消化、神经、泌尿、造血、循环等系统的病变而催人衰老。

**5. 过氧脂质**

过氧脂质是一种不饱和脂肪酸的过氧化物，也就是平常所说的

---

＊ 引自 2008 年 7 月 4 日《健康导报》。

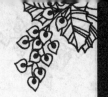

"哈喇"油。过氧脂质进入人体后,会对人体内的酸系统,以及维生素等产生极大的破坏作用,并加速人体衰老。

### 6. 高温油烟

中国人喜欢用高温食用油来烹调菜肴,其油温比西方家庭高出50%。用高温食用油炒菜散发出来的油烟是食用油在高温条件下产生的大量热氧化分解产物。烹调时,油脂受热,当温度达到食用油的发烟点170℃时,出现初期分解的蓝烟雾,随着温度继续上升,分解速度加快,当温度达到250℃时,出现大量油烟,并伴有刺鼻的气味。这种气味中含有大量的丙烯醛和丁二烯,是一种致癌物。长期大量吸入这种物质不仅会改变人的遗传免疫功能,而且易患肺癌。研究表明,菜子油比花生油的致癌危险性更大。因在高温下的菜子油比花生油释放的丙烯醛、丁二烯成分要高出双倍。为避免这种危害,烹调菜肴时食用油加热最好不要超过油的沸点,以热油为宜。其实,现代技术深加工出来的食用植物油,已经不太适合在菜入锅前先加热了,这样就可避免引起炒菜时烟熏火燎损害健康和促使面部生成皱纹。

### 7. 酒 精

生活中大量或经常饮酒,会使肝脏发生酒精中毒而致使发炎肿大,导致男性精子畸形,性功能衰退、阳痿等;女子则会出现月经不调,停止排卵、性欲减退,甚至性冷淡等早衰现象。

# 七、不宜食用的果蔬皮

### 1. 马铃薯皮

马铃薯皮中含有"配糖生物碱",这种物质在人体内积累到一定数量后就会引起中毒。由于其引起的中毒属慢性中毒,症状不明显,因而往往被忽视。

### 2. 柿子皮

柿子未成熟时,鞣酸主要存在于柿肉中,而成熟后鞣酸则集中于

右侧竖排：健康长寿食为本　第七章　饮食搭配不当易致病

柿皮中。鞣酸进入人体后在胃酸的作用下，会与食物中的蛋白质起化合作用而生成沉淀物柿石，引起多种疾病。

### 3. 红薯皮

红薯皮含碱多，食用过多会引起胃肠不适。呈褐色和黑褐色斑点的红薯皮是受了"黑斑病菌"的感染，能够产生"番薯酮"和"番薯酮醇"，进入人体将损害肝脏，并引起中毒。中毒轻者，出现恶心、呕吐、腹泻；重者可导致高热、头痛、气喘、抽搐、呕血、昏迷，甚至死亡。

### 4. 荸荠皮

荸荠常生长于水田中，其皮能聚集有害有毒的生物排泄物和化学物质。另外，荸荠皮中还含有寄生虫，如果吃了不干净的荸荠皮，会导致疾病。

### 5. 银杏皮

银杏皮中含有有毒物质"白果酸"、"氢化白果酸"、"氢化白果亚酸"等，进入人体后会损害中枢神经系统，引起中毒。另外，熟的银杏肉也不宜多吃。

## 八、十二种食物能让药物不良反应增强或降低药效

### 1. 酒、果汁——阿司匹林

酒进入人体后先被氧化成乙醛，再进一步氧化成乙酸。阿司匹林妨碍乙醛氧化成乙酸，造成人体内乙醛蓄积，不仅加重发热和全身疼痛症状，还容易引起肝损害。而果汁则会加剧阿司匹林对胃黏膜的刺激，诱发胃出血。

### 2. 咖啡、可乐——布洛芬

布洛芬（芬必得）对胃黏膜有较大刺激性，咖啡中含有的咖啡因及可乐中含有的古柯碱都会刺激胃酸分泌，所以会加剧布洛芬对胃黏膜的不良反应，甚至诱发胃出血、胃穿孔。

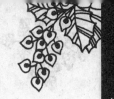

### 3. 牛奶、果汁——抗生素

牛奶会降低抗生素的活性,使药效无法充分发挥;而果汁,尤其是新鲜果汁中富含的果酸会加速抗生素溶解,不仅降低药效,还可能加剧不良反应。所以,服用抗生素前后 2 小时内不要饮用牛奶或果汁。

### 4. 奶酪、肉制品——抗过敏药

组胺酸在人体内会转化为组胺,而抗过敏药抑制组胺分解,因此造成人体内组胺蓄积,诱发头晕、头痛、心慌等不适症状。而奶酪、肉制品等富含组胺酸,所以服用抗过敏药期间忌食奶酪、肉制品等食物。

### 5. 牛奶——止泻药

服用止泻药不能饮用牛奶,因为牛奶不仅降低止泻药的药效,其含有的乳糖还容易加重腹泻。

### 6. 虾——维生素 C

虾中含量丰富的铜会氧化维生素 C,使其失去药效。虾中的五价砷易与维生素 C 发生反应,生成具有毒性的"三价砷",所以服用维生素 C 前后 2 小时内不能吃虾。

### 7. 西柚汁——降压药

西柚汁的柚皮素会影响肝脏某种酶的功能,而这种酶和降压药的代谢有关,容易造成血液中药物浓度过高,增加不良反应。所以服用降压药时不能饮用西柚汁。

### 8. 香蕉、橘子——利尿药

服用利尿药期间,钾会在血液中滞留,如果食用富含钾的香蕉、橘子,体内钾蓄积过量,易诱发心脏、血压方面的并发症。

### 9. 甜食——苦味健胃药

甜食的甜味成分与健胃药中的很多成分会发生络合反应,导致药效降低。因此,食用甜食后,2 小时内不能服用苦味健胃药。

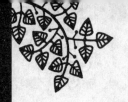

### 10. 菠菜——钙片

菠菜中含有大量草酸钾,进入人体后的草酸根离子不仅妨碍人体吸收钙,还容易生成草酸钙结石。为此,服用钙片前后 2 小时内不要进食菠菜。

### 11. 热开水——多酶片

酶是多酶片等助消化类药物的有效成分,酶这种活性蛋白质遇到热水后即凝固变性,失去应有的助消化作用,因此服用多酶片时,最好用低温水送服,而忌用热水送服。

### 12. 茶水——黄连素

茶水中的鞣质在人体内会分解成鞣酸,进而会沉淀黄连素中的生物碱,从而大大降低其药效。因此,服用黄连素前后 2 小时内不能饮茶。

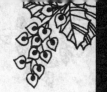

# 第八章 垃圾食品与健康

2007 年,世界卫生组织(WHO)对人们日常饮食中涉及的各种食品进行了分析和研究,评选出了最佳蔬菜、最佳水果、最佳肉食、最佳食油、最佳汤食、最佳护脑食品 6 种最健康食品。同时,油炸食品、腌制食品、加工食品、饼干、碳酸饮料、方便食品、罐头、果脯、冷冻甜食及烧烤食品 10 种食品"入选"了前 10 位垃圾食品。

这些健康食品对人们的健康有什么好处,垃圾食品对人们的健康有什么坏处,是不是一点儿不能吃,如能吃又该怎么吃? 在此作一简要分析介绍。

## 一、健康食品

### 1. 蔬 菜

评选出的最佳蔬菜有 13 种,即红薯、圆白菜、芹菜、胡萝卜、芦笋、花椰菜、茄子、甜菜、荠菜、苤蓝菜、金针菇、雪里蕻、大白菜。

这些蔬菜都是人们平时经常会吃到的。其中的红薯最让人流连,它含有丰富的纤维、钾、铁和维生素 $B_6$,不仅能防止衰老,预防动脉硬化,还是抗癌能手,所以被评为蔬菜之首。

北京市食品研究所张嘉芷教授说,日常饮食要讲究酸、碱搭配,健康人体液的酸碱度 pH 值要达到 7.3 左右,而人们平时吃的肉类几乎都是酸性食物,所以要和碱性食物搭配在一起吃,13 种蔬菜中的其他蔬菜也要记得多吃。

在此,要对 13 种蔬菜中的茄子多说几句。巴西科学家在实验中发现,吃茄子后人体内的胆固醇含量能下降 10%。美国营养学家在

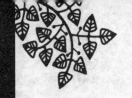

介绍降低胆固醇的蔬菜时,也总是把茄子排在首位。日本科学家研究证实,茄子有提高免疫系统功能的作用,还具有防癌功效。值得一提的是,茄子中还有大量的钾,缺钾的人脑血管破裂风险增大。同时,丰富的钾还能维持人体的酸碱平衡,避免体质偏酸,减轻水肿。对于高血压、动脉硬化的患者,以及广大中老年人来说,茄子是一种理想的保健蔬菜。然而,要发挥茄子的优点,除了选择茄子的品种外,还要注意茄子的烹调方法。

在做烧茄子的时候,如用油炸切好的茄子,也就是"过油",这时油温很高,一般会达到180℃左右,这么高的温度造成了类黄酮的严重损失,茄子的保健作用也就失去一大半了。烧茄子的另一个问题,是把茄子变成了一种高热能、高脂肪的食物。众所周知,茄子在烹调过程中非常"吃油",经常食用会让人发胖,继而增加患各种慢性病的危险。对肥胖者来说,这种油汪汪的菜肴应当尽量避免食用。而应将茄子蒸熟,待凉后,用香油或芝麻酱,再加上蒜泥拌拌吃,味道也很鲜美。

**2. 水　果**

评选出的最佳水果有9种,即木瓜、草莓、橘子、柑子、猕猴桃、芒果、杏、柿子、西瓜。

9种水果中的木瓜被评为头号水果,虽然富含维生素C的橘子、柑子也入选了,但木瓜里的维生素C却远远多于橘子的含量,而且木瓜还有助于消化人们体内难以吸收的肉类,能预防胃溃疡。

肉甜汁美的草莓不但汁水充足,对人体健康还有极大好处,尤其爱美的女性可多吃点儿。因为草莓可以让女性的肤色变得红润,还能减轻腹泻。草莓还能巩固齿龈、清新口气、滋润咽喉。而且草莓叶片和根还可用来泡茶,真可谓"浑身是宝"。

**3. 肉　食**

评出的最佳肉食当数鹅肉、鸭肉和鸡肉,张嘉芷教授介绍说,鹅

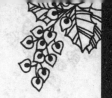

肉和鸭肉的化学结构很接近橄榄油，对心脏有好处，尤其是老年人不妨适当多吃点儿。鸡肉是公认的蛋白质的最佳来源，老年人、孩子更要及时补充。

荤菜虽然脂肪含量比较多，但却是日常饮食中不可缺的，所以要吃出点名堂来，也就是首选最佳肉食，能给身体均衡营养。

### 4. 汤　食

评出来的最佳汤食非鸡汤莫属，特别是母鸡汤，有防感冒、支气管炎的作用，尤其是冬春季，喝的效果更好。

### 5. 食用油

食用油最好是采取科学的物理压榨工艺生产的油。油是否好，应看脂肪酸含量，国际标准有 3 点。

（1）饱和脂肪酸：饱和脂肪酸在油中的含量应在 12％以下，否则吃多了会引发高脂血症、高黏血症、动脉粥样硬化等心脑血管疾病。

（2）多不饱和脂肪酸有两种成分比例：油中含一种是亚油酸 ω-6，另一种是亚麻酸 ω-3，它们不能由体内合成，只能从饮食中摄取，故营养学家把它们称为必需脂肪酸。植物油是必需脂肪酸的主要来源，它富含 ω-6，而 ω-3 则多存在于核桃、鱼、虾、绿叶蔬菜中。ω-6 和 ω-3 要有一定比例，应为 4：1。但一般人体内两者的比例只能达到 25：1，ω-3 仅为需要量的 1/10，这样对身体是不利的。

（3）单不饱和脂肪酸可在人体内由糖类转化：单不饱和脂肪酸在油中的含量应高于 70％，它有增高高密度脂蛋白（好胆固醇）、降低低密度脂蛋白（坏胆固醇）的作用。因此，有保护心脑血管系统、降低糖尿病及癌症发生率的功能。野茶油和橄榄油中单不饱和脂肪酸含量为 72％～80％，饱和脂肪酸含量最低，是最理想的食用油。其次是芝麻油、花生油、豆油。

卫生部健康教育首席专家、解放军总医院赵霖教授说："世界上

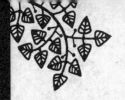

认为最好的油是橄榄油。我认为现在我们国家生产的冷榨花生油非常好。就是把花生油榨出来，而不是炒熟了榨，这个油就非常健康。此外，还有山茶油，我们叫中国的橄榄油，这个油也非常好。老年人对吃油要讲究，油对衰老的作用很大，千万不要吃含有反式脂肪酸的植物奶油或植物黄油等垃圾油。"

### 6. 护脑食品

现在用脑过度的人非常多，吃什么最能养脑是这些人最关心的问题。评出的最佳护脑的蔬菜有菠菜、韭菜、南瓜、葱、花椰菜、菜椒、豌豆、西红柿、胡萝卜、小青菜、蒜苗、芹菜等 12 种。另外，还有可以零吃的食品核桃、花生、开心果、腰果、松子、杏仁、大豆等 12 种。

# 二、垃圾食品

所谓垃圾食品是指除热能外，无其他营养成分的食品；同时还指提供超过人体需求并造成多余成分的食品。2006 年，世界卫生组织评选出 10 大"垃圾食品"即油炸类食品、腌制食品、加工肉类食品、饼干类食品、汽水可乐类饮料、方便类食品、罐头类食品、话梅蜜饯果脯类食品、冷冻甜品类食品和烧烤类食品。

### 1. 油炸类食品

油炸类食品能量密度高，经常吃这类食品易导致肥胖；含有较高的油脂和氧化物质，是导致高脂血症和冠心病的最危险的食品；在油炸过程中，往往产生大量的致癌物质。

专家调查发现，油炸食品越薄越有害。因为食物越薄，它在油炸时接受的温度就越高；温度越高产生的有害物质和丙烯酰胺等就越多。薯片的丙烯酰胺就比薯条多 10 倍。很多白领甚至把它们当成了办公室的必备小吃，长此以往就有一定的危害性。营养学家提醒，用水果和新鲜蔬菜来代替这些食物，对健康更有好处。在家做饭时，也

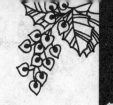

最好尽量少用油炸。即便使用，也不要将要炸的食物切得过薄，或将油温烧得过高。

有研究表明，常吃油炸食品的人群，其癌症的患病率远远高于不吃或少吃油炸食品的人群。研究发现，食物经过煎、炸、烤产生的一种常见化学物质使女性罹患癌症的可能性增加了1倍。研究表明，每天摄入40微克丙烯酰胺（相当于1包32克薯片中的含量）的女性，患子宫内膜癌和卵巢癌的可能性比摄入量最低的女性高1倍。欧盟建议人们吃家里做的饭菜，因为其丙烯酰胺含量低于加工食品、快餐食品和餐馆饭菜。

### 2. 腌制类食品

在腌制食品的过程中，需要大量放盐，这导致此类食物钠盐含量超标，造成经常进食腌制食品的人肾脏负担加重，发生高血压的风险也就增高。还有，食品在腌制过程中可产生大量的致癌物质亚硝酸胺，导致鼻咽癌等恶性肿瘤的发病风险大为提高。另外，由于高浓度的盐分可严重损害胃肠道黏膜，故常吃腌制食品的人，胃肠炎症和溃疡的患病率较高。

### 3. 加工的肉类食品

肉松、香肠等就是加工的肉类食品。这类食品含有一定量的亚硝酸盐，故有导致癌症的潜在风险。总部在英国伦敦的世界癌症研究基金会最新研究发现，如果每天食用1根香肠，患肠癌几率将增加20%，提醒人们，每天食用加工肉制品的量不宜超过50克。世界癌症研究基金会医学顾问马丁·怀斯曼称，专家有确切证据证明，食用加工肉制品与患癌有密切联系。加工肉制品在加工过程中会产生几种致癌物。研究显示，英国每20人中就有1人患肠癌，每年死于肠癌的人达1.6万。

另外，由于在加工肉制品中添加防腐剂、增色剂和保色剂等，造成人体肝脏负担加重。还有，火腿等制品大多为高钠食品，大量进食

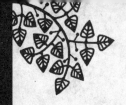

可导致盐分摄入过多,造成血压波动及肾功能损害。

### 4. 罐头类食品

这类食品无论是水果类罐头还是肉类罐头,其中的营养素都遭到大量的破坏,特别是各类维生素几乎被破坏殆尽。另外,罐头制品中的蛋白质常常出现变性,使其消化吸收率大为降低,营养价值大幅度"缩水"。还有很多水果类罐头含有较高的糖分,并以液体为载体被摄入人体,使糖分的吸收率大为提高,可在进食后短时间内导致血糖大幅度攀升,胰腺负荷大为加重。同时,由于热能较高,有导致肥胖之嫌。

### 5. 饼干类食品

饼干类食品(不含低温烘烤和全麦饼干)中食用香精和色素过多,对肝脏功能造成负担,严重破坏维生素,热能过多,营养成分低。

### 6. 汽水可乐类饮料

汽水可乐类饮料含磷酸、碳酸,摄入人体后排泄时会带走体内大量的钙;同时含糖量过高,喝进肚子后,会有饱胀感,影响正餐。

### 7. 方便类食品

方便类食品属于高盐、高脂、低维生素、低无机盐的一类食物。一方面因盐分含量高增加了肾脏的负担,会使血压升高;另一方面含有一定量的人造脂肪,即反式脂肪酸*,对心血管有相当大的负面影

---

* 所谓反式脂肪酸,是食品行业以植物油为原料通过部分"氢化"处理所产生的油脂。反式脂肪酸也叫反式脂肪,又称为"逆态脂肪酸",通常是指含有独立(非共轭的)不饱和双键的脂肪酸,包括单不饱和脂肪酸和多不饱和脂肪酸。

反式脂肪酸广泛应用于食品加工行业,因为它不但能够延长食品的保质期,还可以增加食物的可口程度。同时,由于含反式脂肪酸的氢化油脂比普通植物油的熔点高,室温下更能保持固体形状,会让食物外形美观,让饼干、面包等烘焙食品的口感更酥软。更重要的是,对商家来说,含反式脂肪酸的氢化油成本低廉,效果却可与天然黄油相媲美。

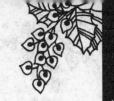

响,加上还含有防腐剂和香精,可能对肝脏等都有潜在的不利影响。

专家还把"洋快餐"列入方便类食品。全球 10 亿胖子,"洋快餐""功"不可没。麦当劳原掌门人坎塔·卢波心脏病猝死后,2004 年新接班人 40 岁的查利·贝尔又接受了肠癌手术。其原因就是查利·贝尔这个人从 15 岁就在麦当劳工作,汉堡和薯条是他的工作餐。"二战"以后,在崇尚速度和效率的美国,麦当劳、肯德基等快餐迅速崛起,1970 年,美国快餐业的销售额只有 60 亿美元,到了 2005 年,已经飙升到 1 340 亿美元。与此同时,美国的肥胖人口比例上升到了64%。美国医学专家和公众都一致认为,快餐业应对美国公众的健康状况承担责任!而"洋快餐"也"咬"了中国饮食文化一口,对 28 个国家的 1.44 万名成年人的调查发现,在中国,41%的受访者每周至少要吃 1 次"洋快餐",而在美国,这个数字仅为 35%。

马来西亚卫生部官员曾在 2007 年透露,该国多达 600 万肥胖者的病根终于找到了,有趣的是,居然是每天吃的快餐。

曾在大马讲学的加拿大权威营养学家赫尔迈威廉对记者解开谜底:一半大马人每星期至少吃 1 次快餐,与前述美国的 35%相比高得多,而快餐正是造成超重人口数字直线上升的罪魁祸首。这使得马来西亚成为亚洲肥胖人比率最高的国家之一,600 万还只是针对成年人所做的统计。据悉,全球目前有大约 3 亿人超重,而 58%的糖尿病、25%的心脏病,以及 42%的癌症皆源自人体超重。

方便类食品还包括膨化类食品,其中有高糖、高脂肪、高热能、高味精含量的 4 个特点,所以应少吃。

### 8. 话梅类蜜饯果脯类食品

这类食物含三大致癌物之一的亚硝酸盐,在人体内可结合胺形成潜在的致癌物硝酸铵;还含有香精等添加剂,可能损害肝脏等脏器;含有较高盐分可能导致血压升高和肾脏负担加重。

### 9. 冷冻甜品类食品

冷冻甜品类食品包括冰激凌、雪糕等。这类食品有 3 大问题:因

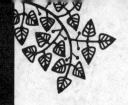

奶油含量高,易导致肥胖;因糖分含量高,可降低食欲;还可能因为温度低而刺激胃肠道。

### 10. 烧烤类食品

烧烤越来越火,但食品烧烤后是有害健康的。专家分析说,由于肉直接在高温下进行烧烤,被分解的脂肪滴在炭火上,再与肉里的蛋白质结合,就会产生一种叫苯并芘的致癌物质。这种物质对人体影响最大的是它的强致癌性和致突变性。仅此一条就足以警示人们对烧烤类食品"退避三舍"。美国一家研究中心的报告说,吃1只烧烤鸡腿就等同于吸60支烟的毒性,而常吃烧烤的女性,患乳腺癌的危险性要比不爱吃烧烤食品的女性高出2倍。

# 三、隐性垃圾食品

### 1. 精米、精白面少吃

我国著名营养学专家林海峰曾在郑州进行"断食排毒健康长寿"的演讲会上建议:大家应"断食"精米、精白面。我反对的是精米、精白面,而不是所有的米和面。不仅如此,我还反对所有的精制食品。稻谷、麦子本身含有丰富的 B 族维生素和丰富的无机盐,但其在机械加工过程中,这些营养素大部分被破坏掉。精米、精白面几乎不含纤维,吃进体内,很快被消化分解代谢,会让血糖急速升高,刺激胰岛素释放到血液里,然后血糖又很快降低,因此很快又饿了。与精米、白面一样,精制饼干、糖果等精制食品都能造成营养不均衡,使糖分摄取过多,导致糖尿病等慢性病发生。

林海峰说:"精米、精白面是一种慢性杀手,是另一种大家不知道的'垃圾食品'。精米、精白面是区别于糙米、全麦的,这两者的营养很丰富,但不易贮存,因此商家不愿意经营这些东西。如果说精米、精白面是死的,糙米、全麦则是活的。中国人全国吃精米、精白面也

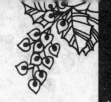

是在 20 世纪 80 年代才开始天天都有的吃。在改革开放前,人们也吃精米、精白面,但供应没有现在这么充足,很多时候都是吃粗粮的。自 20 世纪 80 年代,现代"富贵病"大增,就是因为吃了精米、精白面。我已经至少 8 年没有吃米饭了,整天尽吃水果、蔬菜、五谷杂粮。"

### 2. 起酥面包也应少吃

卫生部高级营养师刘纳曾于 2007 年表示,"超市里 60％的食品都含有对人体健康不利的反式脂肪酸,其中以起酥面包的含量最高"。

反式脂肪酸在美国被普遍使用一个时期后,研究人员发现很多人出现动脉硬化症状,心血管疾病增多。究其原因,这与反式脂肪酸的过量摄入有密切关系。

凡是在超市购买的饼干、蛋糕等方便食物的外包装上如果标有"内含棕榈油"、"植物氢化油"、"人造黄油(奶油)"、"人造脂肪"、"氢化油"、"起酥油"、"精炼"等名称,都要意识到它们其实都含有反式脂肪酸。常见的饼干、奶油蛋糕、奶油面包、起酥面包、蛋黄派、泡芙、薄脆饼、油酥饼、巧克力、沙拉酱、马铃薯片、炸薯条、油炸马铃薯片、炸鸡块、奶黄包、南瓜饼、咖啡伴侣、冰激凌等食物都含有反式脂肪酸,平时要切记:对此类食品要少吃,最好不吃。

### 3."蛋黄派"好吃慎上餐桌

蛋黄派柔软味美,食用方便,不少人都喜欢用它做为方便早餐,甚至不少父母觉得它营养丰富、容易消化,常当作孩子的"健康零食"。对照国家关于蛋黄派的行业标准来看,与其说蛋黄派是一种营养食品,不如说是一种"口感食品"。

按照国家新标准,蛋黄派食品分为 3 种标准,其中夹心蛋黄派的蛋白质含量必须≥6％;注心蛋黄派的蛋白质含量≥4.5％;涂饰蛋黄派的蛋白质含量≥4％。也就是说,吃 100 克蛋黄派(通常为 4 个派左右)仅能供应 4～6 克蛋白质,按照成年人每天蛋白质的需要量女性为

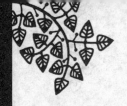

65克,男性为75克,甚至不如1个100克面粉制作的馒头加一个鸡蛋提供的蛋白质和维生素多。

### 4. 爆米花不能吃多

平时走在街上,或是在公交车上,会看到年轻女性手提装有爆米花的塑料口袋,不时往嘴里填入香甜可口的爆米花,吃得津津有味。殊不知,这是一种富含致癌物质丙烯酰胺的隐性垃圾食品,应少吃,最好不吃。

美国食品和药品管理局(FDA)曾在官方网站公布了一份检测报告,在检验了美国750种食品后,科学家确认,一些零食,特别是油炸食品具有致癌物质丙烯酰胺。报告指出丙烯酰胺在炸薯条、爆米花和椒盐曲奇中的含量最高,一种幼儿饼干的含量较高,炸鸡等熟食中也有一定含量。

早在1994年,国际癌症研究机构(IARC)就将丙烯酰胺列为人类可能致癌源。科学家通过对大鼠和小鼠进行实验发现,长时间接触大剂量丙烯酰胺会导致染色体异常,并使生物体产生良性或恶性肿瘤,还会导致中枢和末梢神经系统受损。

另外,常吃爆米花还可能严重威胁食者的肺部健康。这是因为爆米花中使用的人造黄油,一般都添加了化学物质联乙酰——一种淡黄色的液体,在低浓度下散发酒味,高浓度下则散发奶油味。长期接触联乙酰,容易引发一种被称为细支气管炎的肺部疾病。这种疾病最明显的症状为呼吸困难和干咳,但如果被误诊或任由病情发展,则可能危及生命。

### 5. 油炸马铃薯产生致癌物

瑞典科学家玛格丽塔·特恩奎斯特于2002年发现,淀粉含量较高的食品,如马铃薯、饼干、面包和麦片等,在经过煎、炸、烤等超过100℃高温加工处理时容易产生丙烯酰胺,随着加工温度的升高,其含量也增加。而糖类含量不高的食品如鱼,在高温加工处理时则不

会产生较多的丙烯酰胺;同时,即使淀粉含量比较高,但是没有经过高温加工的食品,如面条、米饭、粥等也没有发现丙烯酰胺。

上述美国食品和药品管理局(FDA)公布的报告显示,每千克炸薯条中丙烯酰胺的平均含量高达 410 微克。根据世界卫生组织(WHO)的标准,每个成年人每天从水中摄入的丙烯酰胺不应超过 1 微克。

美国食品和药品管理局的专家称,虽然目前科学家研究表明大剂量丙烯酰胺会使动物患上癌症,但食品所含的小剂量丙烯酰胺对人及动物是否也有致癌性尚不清楚,还需要做进一步研究。北京大学第一医院医学营养部主任营养师孙孟里认为,在上述调查没有定论之前,应按照不同国情、不同饮食结构予以注意。故建议人们平时少吃油炸、熏制、烧烤类食品,多吃蔬菜、水果,保持营养均衡。

**6. 漂亮蛋糕应少吃**

专家提醒消费者,松软的蛋糕在制作时加入了一种叫做蛋糕油的添加剂,过量食用对人体健康有害。

据介绍,同样的面粉和鸡蛋要想制作出细腻的、奶油不易融化的蛋糕,关键取决于一种名为蛋糕油的添加剂的含量。真正的奶油放在冰箱里也只能放 2 个小时就会融化,而大多数蛋糕店制作的蛋糕一般都可以放 2～3 天,正因为加入了大量蛋糕油,使得奶油可以存放更长时间。

据了解,蛋糕油的主要成分是化学合成品——单酸甘油酯加上棕榈油构成的乳化剂。其中的棕榈油是一种饱和脂肪酸油,它长期使用会引起人体心血管疾病。在西式糕点行业中,蛋糕油主要被用于同鸡蛋、面粉、水一起搅拌,制成蛋糕,也可同植物油、水、奶粉一起制成所谓的"鲜奶油"制成各种图案,涂于蛋糕表面和夹层。

据营养与卫生专家介绍,蛋糕油并非什么营养原料,只是一种毒性较小、相对比较安全的食品添加剂。在国家食品添加剂食用卫生标准(GB2760)中,对这种添加剂的使用量有明确规定,一般最大使用

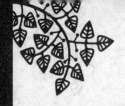

量为 6 克/千克。尽管有如此明确的规定,但实际使用中究竟添加了多少,消费者不容易界定。虽然适量食用对人体没什么影响,但毕竟是化学合成品,过量食用都会有不良反应。

消费者在不知情的情况下,长期食用加入过量添加剂的蛋糕,易引起人体高血脂症、心血管等疾病。

# 四、垃圾食品对人体健康的危害

### 1. 一个真实的故事 *

2005 年,奥斯卡金像奖有个最佳纪录片提名,这个纪录片的名字叫《给我最大号》。导演为了证明洋快餐的危害,他决定在 1 个月的时间里只吃麦当劳,只喝麦当劳,他请了 3 个医生作监督。这个人身高 1.90 米,体重不到 85 千克,身体非常健康。之后不到两周就发现肝脏发生问题,3 周之后心脏出现问题,医生建议他吃阿司匹林,他拒绝。1 个月之后不但肝脏出问题,胸口闷痛,血压大幅度升高,体重增加了 10 千克。进行监督的医生明确指出:长期吃美式快餐这类垃圾食品,对身体健康会造成永久性伤害。

洋快餐对人体伤害这么严重的原因主要是洋快餐的油非常糟糕。大家知道如拿一张纸去包买的桃酥,回来后纸就变成油纸了。而拿这张纸去包炸薯条,纸不会发油。原因就是炸薯条是用的氢化油。所谓氢化油就是把食用油用工业的手段加氢所得的油。因为植物油里面含有不饱和脂肪酸,就把所有不饱和脂肪酸都给饱和了,就转化成一种自然界不存在的反式脂肪酸,在人们周围,这种油可以说无处不在。喝咖啡用的咖啡伴侣,用的是反式脂肪酸;冰激凌用的是反式脂肪酸;蛋糕上面用的奶油叫植物奶油或植物黄油,用的就是反

---

* 引自 2007 年 9 月 27 日卫生部健康教育首席专家,解放军总医院赵霖教授在济南为省直离退休干部作保健专题的报告。

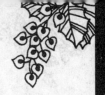

式脂肪酸;平时吃西点,街上卖的面包、饼干里面用的都是反式脂肪酸。所以,反式脂肪酸已经严重威胁着中国人的身体健康。一般的油吃进肚子后 7 天就能够代谢完,反式脂肪酸吃进去后 51 天才能代谢完,所以,它是一种垃圾油。孩子吃了以后,它跑进脑子里,孩子就变笨了。美国哈佛大学的研究结果,发现反式脂肪酸影响妇女排卵。所以哪个妇女不想怀孕,1 天吃 1 包炸薯条就解决问题了。加拿大研究发现,洋快餐会对少年儿童正在发育的神经通道及大脑和思维素质造成永久性伤害。长期吃洋快餐的孩子智力非常差。

### 2. 营养快餐:别吃出"富贵病"

营养学专家提醒人们,"富贵病"不在于治疗而在于预防,如何吃饭尤为关键。现代疾病的发生绝大多数与营养有关,且多数是吃出来的,日常膳食不合理、营养不均衡是"罪魁祸首"。专家建议,在每天的主食中,多吃粗粮,如糙米、胚芽等。糙米集中储存着整个米粒中 90% 以上的营养成分,是稻米营养最佳的食用形态。长久以来,人们对食用大米存在误区,认为越白越精的米才是好米。其实,人们通常所吃的精白米虽然洁白细腻,但营养价值已在加工过程中损失,剩下的主要是淀粉和部分蛋白质。

### 3. 垃圾食品导致高血压病低龄化

汉堡等垃圾食品遭到科学家指控,因为它含有的高盐分导致全球患高血压的儿童越来越多!

英国一个组织调查了 966 名年龄在 8~16 岁的青少年,分析他们每天摄入盐分的量。"结果发现,不少儿童现在每天摄入的盐分超量,而超量的盐分主要是来自垃圾食品。"该组织表示,"儿童长期摄入过量的盐会导致长大之后更容易出现中风、心脏病、心力衰竭等疾病。"目前有一个普遍现象,即人们忽略了儿童患高血压。在美国和日本,儿童高血压病患病率分别为 14.1% 和 13.3%,在对血压偏高儿童的饮食调查中,发现 60%~70% 的儿童有摄食高盐、高糖、高脂肪、

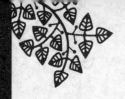

低钙、低镁、低维生素与低纤维食物的特点。

### 4. 常吃快餐食品,易致味觉失常

专家提醒,天天吃快餐容易患上"快餐综合征",天长日久就会出现味觉失常。

专家介绍,快餐食品内包含了多种食品添加剂。这些食品添加剂由十二指肠吸收进入人体后会造成体内锌元素的丢失,从而引起体内缺锌,导致味觉异常。

专家说,舌头上的味蕾能够感觉到食物的味道,得借助唾液内一种叫做味觉素的含锌的唾液蛋白。在缺锌时,口腔黏膜上皮细胞的结构与代谢产生异常,出现上皮增生和角化不全,结果是掩盖和阻塞了味蕾小孔,造成味觉不灵敏,进而影响食欲。舌头是消化器官的前沿,是感知身体异常的重要器官,一旦舌头失灵,也就无法及早预知身体的异常了。

### 5. 吃炸薯片等于吃汽车尾气

台湾一位营养学家曾用打火机点燃一片薯片,当一团黑烟冒出,一片小小的薯片足足燃烧了一分多钟,一串又一串油脂流了出来。这位营养学家说:当马铃薯变成薯片时,热能增加 250 倍。

日本厚生劳动省从薯片中检验出高浓度的、被认为具有致癌性的丙烯酰胺。此前,瑞典政府研究发现:含有大量糖类的谷物类,如果进行烧烤、油炸等烹调处理,会生成具有致癌作用的丙烯酰胺。以油炸马铃薯食品为日常零食的英国、法国、美国等国家纷纷进行实验和检测,全部得出了肯定的结论。

薯片中的丙烯酰胺与汽车排放的废气属于对人体危害程度相同的有毒物质,所以说,吃薯片等于吃汽车的尾气!

另外,薯片中含铝过量,如长期食用铝含量过高的膨化食品,会引起神经系统病变,表现为记忆减退,视觉与运动协调失灵,严重者可能患痴呆。专家建议人们尽可能避免连续长时间或高温烹饪淀粉

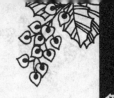

类食品,改变以油炸和高脂肪食品为主的饮食习惯,以减少丙烯酰胺的摄入。

**6. 反式脂肪酸对人体健康的危害**

(1)荷兰和英国科学家的一次研究发现,人造奶油中的反式脂肪酸降低了有益的高密度脂蛋白(HDL)的含量,而增加了有害的低密度脂蛋白(LDL)的含量。因此,就会使得血浆胆固醇增高,增加患冠心病的几率。

(2)反式脂肪酸还有增加血液黏稠度的作用。试验表明,摄食占总热能6%的反式脂肪酸的人,其血液黏稠度比摄食2%的人要高,更容易形成血栓。

(3)还有研究显示,大量摄入反式脂肪酸的人,认知功能退化更快。原因是反式脂肪酸导致了血液中胆固醇含量增加,更容易引起脑动脉硬化,因而造成大脑功能减退。大量食用反式脂肪酸的老年人,更容易发生老年痴呆症。

(4)反式脂肪酸还会减少雄激素分泌,对精子产生负面影响,中断精子在身体中的反应;还会通过影响必需脂肪酸的代谢影响新生儿的生长发育等。

虽然我国还没有明确的标准限制食品中的反式脂肪酸含量,但为了自己和家人的健康,在购物时,应该仔细阅读一下食品标签,远离那些含有大量反式脂肪酸的食物。

# 五、"垃圾食品"怎么吃

简言之,垃圾食品一般是指低营养、高热能的食物,但是很多"垃圾"食品不但外观美,吃起来味道挺好,真是色、香、味俱佳。所以"垃圾食品"对很多人的食欲产生了很大的诱惑,令人难以抗拒。在我国"垃圾食品"的消费群体非常庞大:青少年是汉堡、薯片、炸鸡等外来"垃圾食品"的主要消费群体;中老年人则是油条、咸菜等传统"垃圾

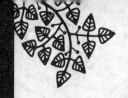

食品"的主要消费群体,使得在"垃圾食品"诱人的食欲面前,人们刚建立起来的健康理念"形同虚设"。那么,"垃圾食品"到底能不能吃?

### 1. 偶尔吃点也无妨

大家都知道,吃"垃圾食品"对健康不利,但是谈"垃圾食品"色变也完全没有必要。"垃圾食品"是很多人都喜爱吃的食品,偶尔吃一点儿,可以解解嘴馋,也不会有多大的危害。当然,健康是一种积累,所以即使吃,也要尽量少吃,只能解解馋,而不能吃个够,或者说吃个过瘾。

就拿吃油炸食品来说,关键在于:是不是会吃。吃得好,不但饱了口福,也不会有健康问题;吃得不好,疾病就会缠身。

### 2. 如何吃"垃圾食品"

还是拿油炸食品来说,关键在于两个字:

(1)少:所谓"少",指的是少吃一点儿,1周最多吃 1～2 次,每次要吃得少点儿,这是最根本的。仍拿油炸食品来说,它含有致癌物质。油在高温下反复使用,会有某种致癌物质产生。不少老年人在自家油炸食品后,把油存放起来,反复使用。这样做,会使油炸食品含有致癌物质,多吃对身体有害。当然,吃得少,对健康就不会有影响。另外,油炸食品油脂太多,能量高,吃得太多,肥胖、高血压、高脂血症都会接踵而来;再说,多吃不易消化。老年人的胃肠功能本来就比年轻人差,油脂在高温下产生某种物质,很难消化,多吃就会感到胸闷,甚至恶心、呕吐、消化不良。有些老年人吃了油炸食品后,可能连续几顿吃不下饭。所以,对"垃圾食品"一定要少吃,只能尝味,不能贪图一时美味,而使自己的健康受损,是划不来的。

(2)炸:油炸食品除了要少吃,还有一个关键就是如何烹调。炸得不好产生的毒素多,吃下去的毒素就多。故烹调时要注意:

①煎炸食品时油温不能太高。火不要烧得太旺,煎炸鱼肉时更不能连续高温煎炸。这是减少油炸食品中致癌物质的最有效的办

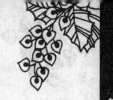

法。

②煎炸的时间不能过长。如果火烧得很旺,煎炸时间最好不要超过2分钟。

③油连续使用时间不可太长,要及时更换新油。如油中泡沫多,就不要用了。

④在煎炸的鱼、肉外表涂上一层淀粉糊再煎炸,也是一种防止致癌物质形成的好办法。

⑤油炸食品不能长时间在阳光下曝晒,晒的时间长,食品中的有害物质就会增加。

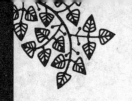

# 第九章 老年人饮食与健康

## 一、老年人饮食营养需求与健康膳食指南

### 1. 老年人的营养需求

（1）脂肪：脂肪应占饮食总量的 15％～30％,其中包括饱和脂肪酸 10％,多键不饱和脂肪酸 3％～7％。主要食物有米糠油、豆油、玉米油、芝麻油、花生油、菜子油等。脂肪的摄入量不宜过多,否则对健康不利。

（2）蛋白质：蛋白质应占饮食总热能的 10％～15％,其余85％～90％的热能由脂肪、糖类提供,其中复合糖类应占 50％～70％。它们主要存在于小米、玉米、绿豆等食物中。

（3）微量元素锌：老年人应适量多吃一些含锌的食物,如鲱鱼、沙丁鱼、鳕鱼、胡萝卜、马铃薯、牛肉、牡蛎、肝、肾、花生、核桃仁、杏仁、糙米等。

（4）游离糖：这里的游离糖是指从甜菜、甘蔗中提纯的游离糖。水果、蔬菜、牛乳中天然存在的糖不包括在内。游离糖食用总量的上限为食物总量的 10％。

（5）食物纤维：老年人每天应摄取食物纤维的量为 16～24 克。在芝麻、香椿、麦麸、豆类、竹笋、萝卜、海藻等食物中食物纤维含量丰富,可以适当多吃。

（6）食盐：老年人每天摄入食盐的量按世界卫生组织（WHO）的要求为 6 克,无下限量。

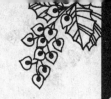

（7）食物胆固醇：老年人每天食物胆固醇的摄入量上限为300毫克，无下限量。

**2. 老年人健康膳食指南**

（1）老年人膳食指南

①一杯奶。1杯奶是指每天必须喝1杯牛奶，亦可喝两杯豆浆或以豆奶代之。

②100克米。100克米是指糖类必不可少，老年人中，晚餐每顿要吃100克大米饭或面食制品。

③3份蛋白。3份蛋白是指动物蛋白质或植物蛋白质食品，搭配成3份。如100克瘦肉加上100克黄豆或100克豆腐，100克鱼或1个鸡蛋等。

④4大要点。4大要点即有粗有细、不甜不咸、三四五顿、七八分饱。一般来讲，老年人少吃多餐更为理想，可在上午10点、下午4点或晚睡前1小时酌加小餐。

⑤500克菜。这里的500克菜包括蔬菜、水果，是指蔬菜400克，水果100克，每天不可少于这个数量。

⑥六克盐。世界卫生组织（WHO）推荐每人每天消耗6克盐。老年人一般血压偏高，应吃6克以下。

⑦7杯开水。每杯开水量为250～300毫升，7杯水量为1 750～2 100毫升，为一个健康老年人正常生理需求量。

（2）老年人营养食谱举例

①60岁老年人食谱举例

早餐：馒头、牛奶、鸡蛋、小咸菜。

午餐：烙饼、炒菜、红豆小米粥或红薯、玉米。

晚餐：米饭、香菇烧小白菜、炒胡萝卜丝、菠菜紫菜汤。

②70岁老年人食谱举例

早餐：花卷、牛奶、鸡蛋、小咸菜。

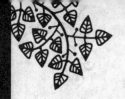

午餐：发面饼、肉丝炒韭菜、虾皮三丝（包括虾皮、菠菜、马铃薯、胡萝卜），海蛎汤（包括海蛎肉、高汤、香菜），红薯、玉米。

晚餐：米饭、葱椒带鱼、小白菜蘑菇汤（包括小白菜、干口蘑、粉条）。

# 二、老年人宜忌食物

## 1. 老年人宜吃的食物

(1)老年人宜吃糙米：人们常吃的精白米尽管洁白细滑，外表好看，但比不上仅仅是去了稻壳的糙米。老年人吃糙米可延年益寿，尤其是有利于防治高血压、高血脂、动脉硬化、糖尿病、便秘等。

经典医书《黄帝内经》中对糙米的药用价值有记载说："稻米者完。"意思是说：稻米春种秋收，吸收近1年的阳光和地气，它给人类的营养是完整而全面的。糙米虽然具有很高的营养价值，但因为它的外围被纤维组织包裹起来，人体难以消化吸收。

(2)老年宜吃鲜嫩的玉米：嫩玉米含大量纤维素，有刺激胃肠蠕动特性，能缩短粪便在胃肠停留时间。老年便秘者食之十分有效，同时它还能防止肠内微生物产生致癌物质而引起结肠癌，还能起到预防阑尾炎、疝气、静脉曲张、胆固醇合成、动脉硬化等作用。

鲜玉米中大量的天然维生素 E，有促进细胞分裂、延迟细胞衰老、降低血清胆固醇、防止皮肤病变的功能，还能推迟人体老化，减轻动脉硬化和脑功能衰退的症状。玉米中的维生素 A，对防治中老年人常见的干眼症、气管炎、皮肤干燥及神经麻痹等也有辅助疗效。新鲜玉米中富含赖氨酸（干玉米中极少），不仅是人体必需的营养成分，而且还能控制脑肿瘤的生长，对治疗癌症有一定作用。

中医学认为，玉米味甘性平，具有调中和胃，利尿排石，降脂降压，降血糖等功效，是治疗尿路结石或慢性肾炎水肿、高血压、高血脂、糖尿病、小便不利等症的辅助食品。嫩玉米中的脂肪油含不饱和

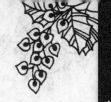

脂肪酸,是吸收胆固醇的抑制剂,可降低血中胆固醇,软化动脉血管。因此,嫩玉米是心血管疾病患者和老年人的理想食品。

一般人食用嫩玉米,均将玉米须扔掉,这十分可惜。玉米须,性味甘平,能利尿、消肿,可防治胆囊炎、胆石症等。方法是将玉米须洗净用清水一起煮,吃玉米饮汤,最为适宜。

(3)老年人宜食海带烧排骨:日本是长寿之国,而冲绳又是长寿县,这与当地的饭菜营养丰富有一定的关系。其中,最有特点的就是"海带烧排骨"。当地人认为,排骨和海带吃下去会让"身体从里到外都暖了,有劲了"。营养学家们分析,海带和排骨中蛋白质、氨基酸含量非常丰富,可以迅速地补充体力。更重要的是,海带是典型的"碱性食品",排骨是"酸性食品"两者结合起来,能使人体达到"酸碱平衡"。

(4)老年人应常吃带馅面食:包子、饺子、馄饨等带馅面食,最大的优点是营养素齐全,符合人体需要。它既是主食,又兼副食;既有荤菜,又有素菜,含有符合人体需要的多种营养素,并能起到各种营养互补的作用,符合平衡膳食的要求。

面粉做的皮儿,含有多种维生素和微量元素,可以促进肠胃蠕动,使大便通畅。馅中加大白菜、萝卜、扁豆、芹菜等蔬菜,营养价值很高,猪肉或牛肉、羊肉可以补充优质蛋白,一般调馅时还会放点油,特别是植物油,这就增加了体内植物类脂肪。此外,馅中还会加些蘑菇、海带、黑木耳、葱、姜等食物。蘑菇是抗癌的好食品,葱、姜等调料有杀菌作用。带馅面食还有一个特点是味道鲜美,容易消化。特别是冬天,带馅面食的馅剁得很细,做出来热乎乎的,对于上了年纪、代谢不旺盛的老年人来说,有利于消化,是理想的食品。

(5)体胖老人应多吃些空心菜:空心菜是秋季主要绿叶蔬菜之一。含有丰富的膳食纤维,具有促进肠蠕动、通便解毒的作用。特别适合于消化功能减弱引起体胖的老年人经常食用。此外,空心菜的蛋白质含量比同等重量的西红柿高4倍,钙含量比西红柿高12倍多,

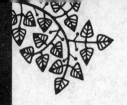

并含有较多的胡萝卜素。同时,空心菜还属于碱性食物,食用后可降低肠道的酸度,预防老年人常见的肠道内菌群失调,对防止癌症也有一定作用。在日常饮食中,老年人只要身体舒服,可以适量多食。

(6)老年人宜食海苔:海苔浓缩了紫菜当中的各种 B 族维生素,特别是核黄素和尼克酸的含量十分丰富,还有不少维生素 A 和维生素 E,以及少量的维生素 C。海苔中含有 15％左右的无机盐,其中含硒和碘尤其丰富,这些无机盐可帮助人体维持机体的酸碱平衡,对老年人延缓衰老有帮助。但脾胃虚寒、容易腹胀的人不宜多吃,因为中医学认为紫菜味甘咸,性寒。

(7)老年人要多吃香油:香油对消化功能已减弱的老年人来说,不仅可以增进食欲,更有利于营养成分的吸收。香油大量的油脂,有很好的润肠通便作用,对便秘有一定的防治作用。另外,香油对软化血管和保持血管弹性均有较好的效果,其丰富的维生素 E,有利于维持细胞的完整和功能正常,也可减少体内脂质的积累。还有,中老年人久食香油,可以预防脱发和过早出现白发。对于牙龈出现萎缩的中老年人,特别是还有抽烟和嗜酒习惯的人来说,久食香油可保护牙龈和口腔。

(8)老年人应多喝牛骨汤:牛骨头身价不高,但却是推迟衰老,延年益寿的灵丹妙药。牛骨头是属于所有可食动物骨头的首位,药用价值较高。

人衰老的根本原因是骨髓功能的退化、衰老。引起骨髓老化是由于缺乏骨胶原和一种叫类黏朊的物质,为了延缓人的老化,应在老化前补充这几种物质,最有效和简单易行的方法就是服用骨头汤,其中最好的就是牛骨头汤。做法:可以把骨头敲碎,在锅内加入没过骨头的水来煮,火力不必太猛,煮开 2 小时左右,如水面煮得露出了骨头,应继续加水。煮好的汤可以用来做汤或者做菜,它的营养价值好极了。

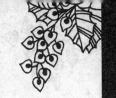

**2. 老年人忌吃食物**

（1）熏烤食物：食物在熏烤过程中，可产生某些致癌物质。老年人抵抗力下降，如果经常食用熏烤食品，则会增加患癌的可能性，特别是患胃癌的危险性。

（2）油炸食物：油炸食物含脂肪量甚高，一次食用较多的高脂肪食物，胃肠道难以承受，容易引起消化不良，还易诱发胆、胰疾患的复发或加重。还可增加患癌症的危险性。

（3）腌渍食物：腌渍食物一般含盐量高，维生素含量低，因其中维生素 C 在腌渍过程中大多数被破坏，所以不适合老年人食用。

（4）冰镇食物：冰镇食物入胃后，会导致胃液分泌减少，容易引起胃肠道疾病，甚至会诱发心绞痛和心肌梗死，对患心血管疾病的老年患者尤为不利。

（5）酱制食物：酱制食物普遍含盐量极高，如果老年人常食这类食物，实际上是不自觉地多摄入盐分，从而加重心血管和肾脏的负担，对健康十分不利。

（6）甜味食物：甜味食物含糖高，可引起老年人肥胖，并能引起血脂升高，对已有动脉硬化倾向和患糖尿病的老年人尤为不利。同时科学实验证明，多吃甜食，人体皮肤和骨骼中的骨胶原发生交联，增加衰老变化。骨胶是存在于结缔组织、骨骼和软骨里的纤维蛋白质，一般随着年龄增加而减少，使皮肤降低弹性而出现皱纹。研究还表明，摄取过多果糖还会影响人体消化葡萄糖和对胰岛素的吸收能力，这些正是糖尿病的症状。研究人员认为，现代人饮食中的果糖越来越多，汽水、水果、果酱、奶制品等都广泛使用味感好的果糖，多吃同样会使人早起皱纹，出现衰老。

（7）催老剂——铝：日常生活中，人们使用的铝制品，如盘、铲、锅、勺等含有大量的铝元素。人体摄入过多的铝，会直接破坏人体神经细胞内遗传物脱氧核糖核酸的功能，不仅使老年人易患痴呆症，而

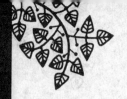

且还会促使人过早衰老。为此，一方面在生活中尽量少用铝制炊具；另一方面少食或不吃含铝的食物，其一就是油条，在炸油条的配方中加入了明矾，而明矾是含铝的无机物，所以多吃油条，无形中就增加了铝元素的摄入量，留存在体内的铝很难由肾脏排出，所以为减少铝的摄入量，一是少吃或不吃油条，二是与豆浆同食，因豆浆中含卵磷脂，可以帮助人体将铝元素排出体外。其二就是粉条。无论是绿豆粉条，还是地瓜粉条，或马铃薯粉条，在其制作过程中，同样要加入明矾，所以粉条吃得过多，也会提高铝的摄入量，会促使人体过早衰老。

**3. 老年人每周应吃的食物**

（1）老年人每周最多吃 3 次豆饭

①食用量。豆饭是将豆类，如黄豆、黑豆、红豆等和大米混在一起做成的米饭谓之豆饭，因其营养丰富，已逐渐成为人们日常餐桌上的新宠。但是吃豆饭并不是越多越好，也不是所有人都适合食用。无肾脏、胃肠功能障碍或疾病的老年人，每周食用豆饭不要超过 3 次，每次食用量为 50～100 克，即 1～2 两。中医学认为豆类属寒性，入脾、胃、大肠经，所以体质较差，有肾脏、胃肠功能障碍或疾病，如消化不良、胃炎、胃溃疡、腹泻、腹胀等病症者，应忌吃豆饭，或者少吃豆饭。

②豆饭中各种豆子富含赖氨酸和大米一起吃可以提高蛋白的整体利用率，起到更好的降血压、降血糖、防止动脉硬化等作用。但对于肾脏排泄能力较弱的老年人，会使体内生成的含氮废物增多，加重肾脏负担，不利于身体健康。另外，豆类不能与药物同时食用，尤其是抗生素类药物，因为有些抗生素类药物会破坏豆饭中的营养成分，同时豆饭中的铁、钙质等也会降低药效。一般而言，正常人每周可食用豆饭 3～5 次，每次食用含 30～60 克豆蛋白类食物为宜。

（2）老年人每周应吃 1 次猪蹄：猪蹄是一种美味、营养丰富的食物，蛋白质含量很高。除此之外，猪蹄还含有一定量的钙、磷、铁、锌等营养物质。因此，猪蹄具有补血、润滑肌肤、强健腰腿的作用，非

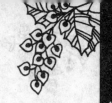

常适合老年人及体弱血虚者食用。

（3）老年人每周吃 1 次蹄筋

对于腿脚不好的老年人，每周应吃 1 次炖牛蹄筋，不仅有强壮筋骨、关节的作用，还能益气补虚。中医常说的："以形补形"的道理便在于此。

牛筋的营养相当均衡，其中糖类、蛋白质和脂肪各占 1/3 左右。《本草从新》一书中记载："牛筋有补肝强筋，益气力，健腰膝，长足力，续绝伤。"

此外，很多老年人都肾虚，而牛蹄筋味甘，性温，入脾、肾经，有益气补虚，温中暖中的作用。专家建议，可以把同样具有补肾作用的栗子和牛蹄筋一起炖。

（4）老年人每天吃 3 次零食

①专家指出，虽然零食可能冲击年轻人热能平衡，但由于老年人获得热能较少，因此老年人需要吃零食以弥补其热能的缺乏。

美国研究人员曾在 1999～2002 年在全美健康调查中对约 2 000 名年龄在 65 岁以上的老年人热能摄入进行了分析，发现大多数受访者都吃零食，他们通常每天平均摄入 2.5 次零食，每次可摄入 627.5 千焦热能。同时与不吃零食者日平均摄入的 6 133.7 千焦热能相比，吃零食者日平均摄入 7 188.11 千焦热能。表明零食大约提供了他们日摄入糖类热能的 1/4，日摄脂肪的 20% 和蛋白质的 14%。

研究结果显示，摄入零食不影响受访者的食欲，因为吃零食者进食时的热能摄入并未减少。同时吃零食可以确保老年人有足够的饮食能量摄入。当然，零食的营养质量也很重要，研究者建议推荐适合老年人的健康零食的消费。

②由于老年人适当吃些零食，对人体所需热能的补充很有好处，所以我国营养学家建议，老年人每天除了 3 顿正餐外，还要有 3 顿加餐，一些小零食作为加餐最合适不过了。老年人吃零食要吃得科学，65 岁以上老年人早餐后 2～3 小时，约上午 10 点吃 1 次零食，可以选

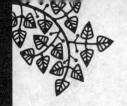

择维生素含量高的苹果、香蕉、橘子、猕猴桃、西瓜等新鲜水果。午饭后小憩一会儿,或午睡,等到下午 3 点左右来点种子类零食是个不错的选择,如葵花子、南瓜子、花生、核桃仁、松子等。老年人在晚上睡前稍吃些零食对身体有益,1 小杯 125 毫升的酸奶加 2 片饼干,不仅能帮助老年人尽快入眠,还可以达到补钙、预防胆结石的功效。

# 三、老年人不宜多吃的食物

## 1. 河 蟹

河蟹营养丰富,各种氨基酸是河蟹鲜味之源。但是蟹肉性寒,老年人脾胃衰弱,故不宜多食。蟹肉可与柿子中的鞣酸凝结成"柿石",所以螃蟹、柿子不能同食。

选河蟹以鲜活为上品。螃蟹的眼睛对外界刺激的感应最为灵敏。因此,挑选时先触摸螃蟹的眼睛,反应比较强烈者说明其鲜活。也可以将其翻转肚皮朝上,看其是否可以自己翻转过来,以判断它是否足够健康鲜活。然后,将蟹拿在手里掂掂,手感沉重的为肥大壮实的好蟹,手感轻飘的多是干瘪肉少的劣蟹。好螃蟹的背部呈青色且坚硬,腹部饱满厚重。再就是观察螃蟹的腹脐,黑色越多则螃蟹越肥满,轻轻打开腹脐,隐约可见黄色为佳。最后将螃蟹置于阳光或灯光下背光观察,透过阳光,蟹盖边缘不透光的则说明螃蟹肥满,若透亮缝隙可见,则螃蟹比较空。

蒸煮螃蟹时,一定要凉水下锅,这样蟹腿才不易脱落,在食用螃蟹时一定要蒸熟煮透。

## 2. 无磷鱼

无磷鱼含有较高的胆固醇,如鳝鱼每 100 克(2 两)含胆固醇 215.6 毫克,鱿鱼每 100 克含胆固醇 264 毫克,乌贼鱼每 100 克含胆固醇 275 毫克。这些均属于高胆固醇食物。不少老年朋友,程度不同地患有冠心病、动脉硬化、高血压、高血糖、高脂血症等疾患。这些疾患都与血液中的胆固醇和血脂高有关，所以一定要注意控制高胆固醇食物的摄入，以防止这些疾病的发生和发展。因此，提醒老年朋友要少吃无磷鱼，以每天胆固醇摄入量不超过300毫克为宜。

### 3. 油炸花生

花生又名"长生果"，具有润肺、和胃、止血、催乳等功效。但对老年人来说，应该少吃油炸花生。虽然油炸花生色、香、味俱佳，又是高热能食品，且经沸油烹制，也比较卫生，但其缺点是经高温后，营养价值低，热能供给量仅为未加热时的1/3，特别是经高温的油脂不容易被脾胃消化吸收，如与其他食物同食，还能妨碍其他食物的吸收。因为老年人脾胃原本比较虚弱，食用油炸花生更易影响脾胃的蠕动功能，所以老年人应少吃油炸花生，否则会严重影响脾胃功能。

### 4. 软烂、精细食物

老年人往往由于口腔牙龈萎缩，牙齿脱落，咀嚼食物困难，于是喜欢吃软烂的食物，如将蔬菜炖得很烂，或是愿意喝稀粥等。但长期吃软烂的食物，可导致老年人营养缺乏。这是因为软烂的食物不需在口腔内反复咀嚼就可咽下，唾液酶分泌减少，不利于食物的消化吸收。

另外，老年人也不宜吃精细的食物。精细食物在加工过程中，所含的各种营养素，如蛋白质、维生素、无机盐和纤维素等都受到不同程度的破坏，而恰恰这些营养都是人体最需要的。

所以说，老年人可以吃一点儿软烂和精细的食物，但要适量，要少吃。

### 5. 远"三白"

"三白"指的是盐、糖、猪大油，要少吃。但对于盐、糖、猪油，不要一律拒绝，而是要适当地吃一些。而且人体需要合理地摄入这"三白"。盐一般来说每天不超过5克，每餐帮助提提口味就行；糖是人体

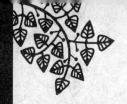

必需的基础物质,但不能摄入过多;肥肉如果烹饪合理(慢火炖1个小时),能使不利于人体的饱和脂肪酸下降。

### 6. 近"三黑"

"三黑"是指蘑菇、木耳、黑米,要经常吃这些食物。这"三黑"和其他菌类,都是有益于健康的食品。它们也属于"黑色食品"之类。有人还把黑米、黑芝麻、黑枣,以及海带、紫菜、乌骨鸡等食物都算入"黑色食品"的范围。黑木耳是好东西,它有预防血栓形成的功效。如果每天吃一点儿黑木耳,可以起到抗血管栓塞的效果,成为天然的抗凝剂。黑木耳还有补血、活血功效,可抗血小板聚集,防治冠心病、动脉硬化。香菇外皮黑黝,对胆固醇有溶解作用,可降血脂、血清胆固醇。由于其含多量的维生素 D,故多食可预防骨质疏松。另外,经常食用香菇,还有预防癌症和感冒的作用。

# 四、老年人每天餐饮次数

### 1. 老年人每天吃两顿饭

老年人退休以后,活动量少,消耗也少了,所以有人提出每天吃两顿饭也可以,有的老年人这样做了,也没什么不良感觉。这种习惯虽然自我感觉良好,但实际上他们每天所摄入的营养物质很可能会不足,对身体健康不利。由于两餐之间时间间隔长,老年人容易因能量消耗较多而出现体内血糖过低,以及饥饿、头晕、乏力、胃痛等不良反应。

另外,从人体生理角度来看,一日三餐是合理的,其理由是:

(1)生物钟:三餐指早、中、晚,在这 3 个时间里,人体内的消化酶特别活跃,这说明人什么时候吃饭是由生物钟控制的。

(2)大脑供氧:人的大脑占人体耗能的比重很大,而且脑的能源供应只能是葡萄糖,每天大约需要 110～145 克葡萄糖。而肝脏每顿

饭中最多只能提供 50 克左右的葡萄糖,按每餐提供 50 克葡萄糖计,只有一日三餐才能提供 50 克×3＝150 克的葡萄糖,肝脏为大脑提供了足够的葡萄糖。每天只吃两顿饭所提供的葡萄糖不足以补充大脑生理活动所需。

(3)食物消化:固体食物从食道到胃约需 30～60 秒,在胃中停留大约 4 小时才到达小肠。因此,一日三餐间隔 4～5 小时,从消化上看也是合理的。所以,老年人每天至少要吃三餐,两餐之间再加点儿水果、坚果、酸奶等作为加餐,效果会更好。

**2. 老年人每天吃四顿饭**

针对老年人消化系统不那么好了,吃多了会感觉消化不良,而每顿饭少吃点儿,又担心营养不够。究竟怎样调整饮食比较合理,对此有专家建议老年人每天四餐比较好。具体安排有 3 种方法:

(1)早餐和午餐的时间间隔比较短,午餐和晚餐的时间间隔比较长。这种情况下可以把晚餐提前,再加一点儿夜宵。如 8 点用早餐,12 点用午餐、下午 4 点用晚餐,晚上 8 点再加一点儿夜宵。

(2)老年人一般习惯早睡早起,所以可以把早餐提前,每隔 4～5 小时进 1 次餐。比如 7 点用早餐,11 点用午餐,下午 3 点和 7 点再用两次餐。

(3)如果晚餐吃得较晚,可以加 1 次下午茶。如 7 点半用早餐,11 点半用午餐,晚餐选在晚上 6 点半或 7 点,那就可以在下午 3 点左右加 1 次下午茶。

**3. 老年人每天吃六顿饭**

老年人由于生理功能减退,咀嚼能力降低,食欲减退,肝脏合成糖分的能力降低,对低血糖耐受能力差,容易感到饥饿和头晕,所以应少吃多餐,以满足营养需要。

老年人每天吃 6 次饭,少量多餐,3 顿正餐吃主食,3 顿加餐不吃主食:

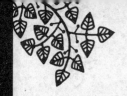

（1）早餐喝牛奶吃点心，然后吃点水果。

（2）在早餐与午餐之间吃点儿核桃仁、花生米等。

（3）午餐吃五谷杂粮，主食保证 50 克，正餐都要有粥，保证了干与稀的平衡。副食方面，鸡鸭鱼肉、蔬菜水果、豆类制品，什么都吃，有荤有素，但以素食为主。

（4）在午餐与晚餐之间喝酸奶或吃水果。

（5）晚餐与午餐吃得差不多。

（6）临睡之前再吃点儿核桃仁或花生米。

老年人在饮食上要保持不饥不饱的状态，做到"一日多餐，餐餐不饱，饿了就吃，吃得很少"，这是长寿老年人的秘诀。

#### 4. 老年人正餐之间加顿糊糊餐

老年人由于咀嚼及吞咽能力都比较差，往往一顿饭吃不了多少东西就饱了，而且吃饭的时间总会拖得很长。为了让老年人每天都能摄取足够的营养和热能，专家建议，老年人不妨每天分 5～6 餐进食，在正常的 3 餐之间再加 3 顿"糊糊餐"，不仅更有利于肠胃消化，并且能把老年人 1 天所必需的营养素和热能补足。

适合老年人的平衡膳食，应该是每天摄入 250～300 克的新鲜蔬菜，100～150 克水果，粗细粮主食 300 克，奶类及奶制品 220 克，豆类 100 克等。正餐中蔬菜、主食，以及肉类的基本摄入量应该保证。因此，在加餐中应着重吃一些豆制品、奶制品、水果，还有各种坚果。牙齿不好的老年人，可以想办法把食物变成半流质的糊糊吃下。

（1）老年人一般起得较早，早餐和午餐的间隔时间很长，可以在两餐之间加一顿，10 点左右，来一小碗"坚果糊"是不错的选择。因为坚果中含有大量的不饱和脂肪酸、十几种重要的氨基酸和多种微量元素。

（2）午睡后也是加餐的最佳时间，一杯酸奶（125～250 毫升为宜），或一个水果就可以，如果想一起吃，不妨做个"果泥酸奶"。加餐时也要注意，不要从冰箱里拿出酸奶或水果就立即食用，建议午睡前

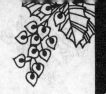

就把它们提前准备好,等回回温再吃。

(3)老年人如果晚餐吃得早,临睡前最好再吃一点儿牛奶泡饼干或燕麦片。稍微吃一点儿东西,不但让老年人睡得更安心,而且牛奶还有助于晚间补钙。

归纳起来说,就是在3餐正餐之间,上午吃点坚果糊,下午来杯果泥酸奶,晚上牛奶泡饼干。

# 五、老年人进餐顺序与营养补充

### 1. 食欲与上菜的顺序

常说老年人容易食欲缺乏,胃口差,要换着花样做菜。其实饭菜是否可口合意,与进餐时上菜顺序也有一定关系。专家指出,老年吃饭时可按一鲜二咸三厚四甜的顺序上菜,这样能品出每道菜的滋味,始终保持良好的食趣和食欲。

(1)一鲜:一鲜是指新鲜的蔬菜及豆制品。老年人吃饭时可以先吃一些凉拌的蔬菜,如凉拌苦瓜、黄瓜豆腐丝、花生菠菜等。由于平时所吃的肉类、鱼虾等几乎都是酸性食物,而第一道菜多吃一些蔬菜、豆制品等碱性食物,对开胃有一定好处。

(2)二咸:二咸是指味道较重的炒菜、炖菜等。吃完清淡的凉拌菜,再吃味道重的炒菜可以更刺激老年人的味蕾,增进食欲。如果先吃咸辣的菜,口舌已经麻木,再吃什么鲜美之味也如同嚼蜡,吃不出味道来。

(3)三厚:三厚是指主食。老年人吃主食不宜过多,尤其是患有糖尿病的老年人。所以在饭前吃新鲜的蔬菜可以增加饱腹感,减少主食的摄入。

(4)四甜:四甜是指甜味食物。甜味食物容易产生饱腹感,影响消化,所以要放在最后吃。若是先吃甜食,肚子饱了,没有了食欲,就

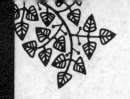

什么也吃不下了。另外,消化不良、胃肠道功能不好的老年人,也不要过多地吃甜食。

### 2. 补充营养与气温

(1)老年人饮食总的原则宜甘而温,富含营养,清淡可口,忌油腻生冷和辛热,但不同时期还要区别对待,才能保证老年人在享受温暖气息的同时更加轻松愉快。

气温升高的季节是人体新陈代谢的旺盛时期,科学调节饮食,合理补充营养,对老年人养生保健十分必要。同时,气温升高,阳气升发,万物复苏,最利于化生精血津气,充实人体的组织器官,是老年人养生保健的好时机,为一年的健康打下良好的基础。

(2)老年人的饮食营养构成应以高热能为主,多吃谷类制品,选用黄豆、花生、核桃和芝麻等食物。

此外,还需补充一些富含优质蛋白质的食品,如鸡蛋、鱼类、虾、牛肉、鸡肉和豆制品等。在摄取食物时,要注重多样性,以有助于蛋白质中氨基酸的全面平衡。

(3)天气较暖时,细菌、病毒等微生物开始繁殖,老年人由于机体免疫力下降就特别容易受到侵犯而致病。

此时,老年人应该补充足够的维生素和无机盐。小白菜、油菜、西红柿等新鲜蔬菜及柑橘、柠檬等水果,富含维生素 C,具有抗病毒作用;芝麻、圆白菜等富含维生素 E,能提高机体的免疫功能,增强抗病能力;富含维生素 A 的胡萝卜、苋菜等黄绿色蔬菜,具有保护和增强上呼吸道黏膜及呼吸器官上皮细胞的功能,从而能抵抗各种致病因素的侵袭。

(4)当气温进入温热时期后,老年人易精神萎靡,反复感冒等,此时老年人需要多吃荞麦、赤豆、苹果、核桃等平补食品。

此外,天热肝阳上亢,羊肉、鹌鹑、瓜子等酸性食物,老年人要尽量少吃,以免肝气过旺,有损脾胃,以吃山药、春笋、大枣、韭菜等甘温补脾食品为宜。

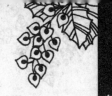

### 3. 老年人要吃"蛋乳素食"

(1)"基本吃素"是不少老年人的饮食习惯：以素食为主的中国人，平均寿命比吃大量荤食的丹麦、挪威、瑞典等北欧人短。这与中国老年人谷类食物吃得相当多，菜肴方面，除了大豆外，普遍缺乏优质蛋白质，钙、锌、铁等重要微量元素不足有关。专家认为，对老年人而言，"蛋乳素食"不失为一种较好的膳食方式。

(2)"蛋乳素食"所包括的内容

①在"素食"的基础上，每天吃鸡蛋1～2个，喝1杯牛奶。

②吃些鱼。常吃鱼的人血液中的高密度脂蛋白比例较高，可将其他类型的胆固醇从动脉血管内壁上清除掉，起到"清道夫"的作用。

③适当吃些含锌、铁特别丰富的水产品，如紫菜、蛏子、蚌肉等。

④要尽量吃"杂食"。粮食和豆制品等植物蛋白质的最大缺点是所含的必需氨基酸不完全，如果食物的品种多，则可起到互补的作用。在主食方面，不妨米、面、高粱、甘薯混合食用；副食品方面，品种也是越杂越好。如海鱼和海鲜类一定要补充，这样可使各种氨基酸摄入完全。

# 六、老年人饮食营养及改善方法

### 1. 老年人饮食的营养

老年人的饮食主要存在两个营养问题：

(1)膳食结构：在膳食结构方面老年人普遍是高脂肪、高热能食物吃得多，蔬菜、水果吃得少；精米、白面吃得多，粗粮杂粮吃得少。专家指出，由初步研究结果看，中国老年人油的摄入量特别高，远远超过了世界卫生组织的推荐量。大量食用精米、白面、高脂肪和高热食物是十几年来老年人糖尿病患病率迅速上升的一个重要原因。小米、荞麦等杂粮不仅不易导致肥胖，而且对血糖的影响也比精米、白

健康长寿食为本　第九章　老年人饮食与健康

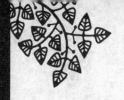

面小得多,老年人应该多吃。

(2)营养元素:多种微量元素摄入不足,最严重的依然是钙。专家说,老年人对钙的需求量相对较高,而北京老年人平均每天摄入500毫克的钙,只有中国营养学会推荐的1000毫克的一半。在临床中,老年人容易缺乏维生素D和膳食纤维。调查显示,老年人的锌、维生素A、维生素C,以及核黄素摄入量也偏低。可另外还有营养过剩的,很多老年人患上肠癌、子宫癌、前列腺癌、乳腺癌等疾病,都与营养过剩有直接关系。

**2. 老年人营养不良的三大原因**

(1)老年人的生理特点:人到老年,身体组织发生了改变,肌肉和无机盐减少,而脂肪含量会逐渐增多。同时牙齿脱落,味蕾数量减少,胃肠功能减低。这些生理变化让老年人在食物的摄取、吸收等方面受到影响。再加上相当一部分老年人在饮食营养方面存在误区,让他们"丧失"了很多获得营养的机会。如一位80多岁的老人,由于牙齿脱落无法咀嚼,长期每餐只吃1碗蛋羹,认为鸡蛋有营养,吃它就够了。后来身体不适被送到医院,经检查,不仅存在营养不良,还出现了酮症酸中毒。

另外,由于味蕾功能减弱,老年人容易在做菜时加更多的油、食盐等调料。调查发现,老年人每天的食盐量近9克,大大超出世界卫生组织推荐的6克标准。

(2)老年人错误的饮食观念:错误的饮食观念也让很多老年人营养状况不佳。以前生活条件差,总担心吃不饱,营养不良;现在年纪大了,抵抗力不如以前,多吃一点儿肉、蛋等有营养的东西,对身体有好处。所以从来不会去考虑什么营养过剩的事。还认为有个好胃口,总比什么都吃不下要好吧。另外,还特别"节约",怕"浪费",孩子怕胖,在吃肉或鸡时,总会把肥肉和鸡皮扔掉,老人们看到后,就会不声不响地把这些皮和肥肉吃掉。专家指出,这些皮、肥肉中脂肪和胆

固醇的含量极高,从营养学的角度来看,不仅不赞成吃,最好在做菜以前就把这些东西去掉。

（3）老年人行动不便而忽视营养:有一些行动不便的老年人,为了图方便,除了早餐,每日中、晚两餐经常用白菜饺子来打发。还有些独居老人由于缺少家人的关爱,饮食往往很简单,有时早上起来就把一天的饭菜都做好了,中午、晚上吃同样的菜。这种总是吃单调的饮食,时间一长,就会导致营养失衡。

**3. 老年人的营养改善**

针对老年人的饮食,专家推荐一个改善老年人营养的方案:

（1）每天饮食中应包括250克左右的主食（经常吃一些薯类）,400克以上的蔬菜,1～2个水果,适量的鱼虾和瘦肉,50克豆制品或100克豆腐,一袋牛奶,30毫升以下的烹调油。

（2）老年人应少吃猪、牛、羊肉等红肉,多吃豆类、鱼肉、去皮鸡肉等食物。有条件的话,最好3餐都有深色蔬菜和水果,种类要经常换。对牙齿不好的老年人来说,把水果榨成果汁喝也是不错的选择,但最好不要加糖。

（3）除了从吃的方面入手,专家还建议,老年人千万不要因为体质减弱而忽视运动。散步、游泳等运动,对于改善体质、加强营养吸收功能很有益处。同时,维生素D对钙的吸收有很大帮助,老年人经常到室外走走,晒晒太阳,能增加体内维生素D的合成,起到预防骨质疏松等疾病的作用。

# 七、老年人饮食"八要"

老年人消化功能降低,心血管系统及其他器官上都有不同程度的变化。为使老年人保持健康的体魄,老年人的饭菜应该进行特殊制作,使其具备八个特点,就是:要香、要好、要杂、要少、要细、要烂、要热、要淡。

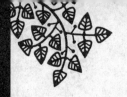

### 1. 要 香

老年人味觉、食欲较差,吃东西常常觉得缺滋少味。因此,为老年人做饭要注意色、香、味。

### 2. 要 好

老年人体内代谢以分解代谢为主,需用较多的蛋白质来补偿组织蛋白的消耗。如多吃些鸡肉、鱼肉、兔肉、羊肉、牛肉、瘦猪肉,以及豆类制品,这些食品所含蛋白质均属优质蛋白,营养丰富,容易消化。

### 3. 要 杂

蛋白、脂肪、糖、维生素、无机盐和水是人体所必需的 6 大营养素,这些营养素广泛存在于各种食物中。为平衡吸收营养,保持身体健康,各种食物都要吃一点儿,如有可能,每天的主、副食品应保持 10 种左右。新鲜蔬菜是老年人健康的朋友,它不仅含有丰富的维生素 C 和无机盐,还有较多的纤维素,对保护心血管和防癌、防便秘有重要作用,每天的蔬菜摄入量应不少于 250 克,最好吃到 400~500 克。

### 4. 要 少

研究表明,过分饱食对健康有害,老年人每餐应以七八分饱为宜,晚餐吃到六七分饱即可。

### 5. 要 细

老年人大多牙齿不好,不能完全咀嚼便吞咽下去,久而久之对健康不利,所以食物要细,肉要做成肉糜,难以咀嚼的食物要粉碎。吃饭的时候应细嚼慢咽。即使是喝稀饭,也应进行咀嚼;吃干食,每口至少咀嚼 20 次以上,以减轻胃肠负担,促进消化。

### 6. 要 烂

老年人牙齿常有松动和脱落,咀嚼肌变弱,消化液和消化酶分泌量减少,胃肠消化功能降低。因此,饭菜要做得软一些,烂一些。如果老年人牙齿好,就不应常吃过烂、过细的食物。

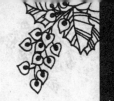

### 7. 要　热

老年人对寒冷的抵抗力比较差,如吃冷食可能会引起胃壁血管收缩,供血量减少,并反射性引起其他内脏血液循环量减少,不利于健康。因此,老年人的饮食应稍热一些,以适合老年人能入口进食为准。

### 8. 要　淡

这里的淡有两层意思:其一是所吃食物的含盐量要少。有些老年人口味重,烹调蔬菜时往往放盐过多。殊不知,盐吃多了会给心脏、肾脏增加负担,易引起血压升高。为了健康,老年人一般每天吃盐应以6～8克为宜。其二是所吃食物的含油量要少。有些老年人认为不吃或少吃肥肉,所以在做菜时放的植物油较多,口感很腻,也不利于健康。

## 八、老年人畏寒该吃的食物

在寒冷的冬季或初春时节,有些老年人由于身体阳气不足,表现出畏寒怕冷的症状,整日手脚发凉。对于这些老年人来说,如果能在饮食方面选用一些补气助阳的食物,可以使机体新陈代谢加快,分泌功能增强,从而有效地改善这种畏寒现象。

### 1. 肉　类

在肉类中,以狗肉、羊肉、牛肉、鹿肉、獐肉、公鸡肉、鸭肉、鹌鹑肉、鲫鱼、甲鱼、章鱼肉、草鱼肉的御寒效果为最佳。它们富含蛋白质、糖类及脂肪,产热能多,具有益肾壮阳、温中暖下、补气生血的功效。

### 2. 根茎类蔬菜

相关资料研究表明,老年人怕冷与机体内无机盐缺乏有关。胡萝卜、红薯、青菜、大白菜、藕、菜花、大葱、马铃薯等根茎类蔬菜中含

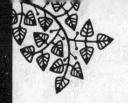

有大量的无机盐,可以将它们与肉类御寒食物掺杂食用。

### 3. 含铁食物

缺铁性贫血的老年人容易怕冷,因此应多食一些含铁的食物,如动物血、蛋黄、驴肉、猪肝、牛肾、羊舌、黄豆、芝麻、腐竹、黑木耳等。

### 4. 含碘食物

人体的甲状腺可分泌一种叫甲状腺素的激素,具有产热效应,而甲状腺素由碘和酪氨酸组成。酪氨酸可由人体"产生",碘却要靠外界补充。海带、紫菜、贝壳类、牡蛎、沙丁鱼、菠菜、鱼虾等食物含碘丰富,不妨选用。

# 九、老年人健康饮食七注意

### 1. 不饥不饱

老年人由于内分泌的改变和消化酶分泌的减少,对饥饱的调控能力较差,往往饥饿时会发生低血糖,过饱时会增加心脏负担。尤其是净素食老人,由于进食的全是植物性食物,耐饥性较差,因此应少食多餐,按时进餐。

一般每日至少进食 3 餐,最好再增加 2~3 次副餐,可选食豆奶、豆腐脑、红枣莲子汤、花生糊、核桃酪、芝麻酱、各种咸甜粥、松软糕点、水果等食品。3 顿正餐的间隔时间为 4~6 小时,副餐放在主餐之间和睡前 1 小时。老年人代谢功能降低,体力活动较少,每餐七八分饱为度,七成饱为佳。

### 2. 蛋白质量适质精

老年人每天需要 4 份蛋白质,不过肉类的摄取必须限量,而正餐要包含 1 份蛋白质食品。

黄豆的蛋白质含量高、质量好;鱼肉的纤维短,含脂肪少,肉质鲜嫩,其蛋白质消化率高达 87%~98%。这些都是老年人获得蛋白质

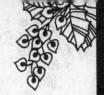

的理想食物。所以,老年人所需蛋白质一部分可从豆类及豆腐、豆浆等豆制品取得;另外可从瘦肉、鱼肉、蛋等食品获得,尤其是不吃肉,甚至不吃蛋的素食者,更要从豆类及花生、核桃、杏仁、腰果等各种坚果类食物中获取。

### 3. 脂肪宜少

老年人所需的亚油酸等饱和脂肪酸应保持适当的比例。因此,应选用植物油和饱和脂肪酸少的瘦肉、鱼、禽,不宜多吃肥肉和猪油等动物油。

### 4. 尽量摄取高纤维的食物

纤维对油脂有一定的吸附作用,如有纤维在胃肠里,吃进去的油脂就容易被纤维吸住,随排泄物一起排出体外。所以,老年人每天都应摄取一定的纤维,不要太油腻。芹菜、香菇、青菜、水果、豆类、薯类等食物,都含有丰富的纤维,所以每天都应吃这些富含纤维的食物。

### 5. 主食宜粗不宜细

食用粗粮制作的面包比精白面包具有更高的营养价值,它富含维生素 $B_1$,因而有助于维持老年人良好的食欲和消化液的正常分泌。同时,所含的食物纤维可刺激肠道使其增加蠕动,可防止因食物纤维不足而使大便干燥,甚至便秘等。因此,老年人应适当食用小米、玉米、燕麦、红薯等粗粮。

### 6. 提高机体代谢能力

老年人应多食用富含钙、铁及维生素 A、B 族维生素、维生素 C 的食物,以提高机体代谢能力,对防治高血压、动脉硬化有益。

富含钙的食物有虾皮、芝麻酱和乳制品等;乳类含有营养价值较高的蛋白质和钙,也是维生素 A、维生素 $B_2$ 的良好来源,只是含铁较少;新鲜绿叶菜及胡萝卜、南瓜、杏子等红、黄色瓜果类含丰富的维生素 A、维生素 C,也宜多食用;海带、紫菜中的钾、碘、铁的含量较多;蘑菇、花生、核桃、芝麻等富含锌、硒、铜等人体必需的微量元素。对这

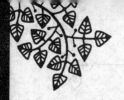

些食物经常食用,有助于防治高血压和动脉硬化。

**7. 低油低盐,少味精酱油**

老年人由于味觉不敏感,吃东西常觉得索然无味,食物一上桌就猛加食盐、频蘸酱油,很容易摄取过量的钠而导致高血压病的发生,所以要少盐、少味精、少酱油。

淀粉容易吸油,所以要少吃加淀粉后经油炸的东西,如炒面、炒饭、水煎包、葱油饼等。另外,尽量以蒸、煮的方式烹调菜肴,以减少油脂的摄取。

# 十、老年人吃素伤身折寿

在日常生活中,很多老年人由于害怕血脂过高,所以对荤菜总是抱着敬而远之的态度,有时也想打打"牙祭",但出于自身健康的考虑,只得克制自己的欲望。其实一味吃素对老年人也会伤身折寿。

**1. 吃素会"伤心"**

心血管病患者应该在日常饮食上注意少吃肉类,多吃新鲜蔬菜、水果,以降低胆固醇。但最新研究表明,如果过分强调吃素,就会由于营养不均衡而增加患心血管疾病的风险。

调查显示,长期素食者体内的胆固醇水平相对较低。胆固醇是人体不可缺少的营养物质,也是人体细胞膜、性激素、皮质醇等物质的基础,对白细胞活动起着重要作用。研究表明,老年妇女血液中胆固醇含量过低时,病死率增加 4 倍,其中冠心病发病是重要的原因。

长期过分素食造成体内胆固醇水平过低时,大部分人会表现出缺乏维生素 $B_{12}$ 的症状,这会使得血液中一种被称为"高半胱氨酸"的成分增加。这种物质会增加心血管疾病的患病风险。调查还发现,不吃肉类可能会导致血液中的高密度脂蛋白水平降低,从而对心血管健康非常不利。

食肉过多和完全吃素都可能会引起心血管疾病。因此，如果想有效地预防心血管疾病，一定要保持良好的饮食结构，以保证营养的均衡摄入。同时，还要注意劳逸结合，保持心情舒畅。

## 2. 吃素易患抑郁症

老年人患抑郁症的比例远远高于中青年人，这除了与衰老所导致的社会适应能力下降，以及人到老年之后遇到丧偶、离退休、疾病等各种生活不良事件有关之外，还与老年人的饮食结构有关，据国外医学研究表明，长期素食或荤素搭配不合理的老年人，由于血清胆固醇低下，出现抑郁症的相对危险性增大。

营养学表明，胆固醇只见于动物食品，植物只含植物固醇，如谷固醇、豆固醇、麦角固醇等。因此，只有吃动物食品才能得到胆固醇。如果老年人缺乏动物性食品，如长期过分吃素者，血清胆固醇便会下降。

专家调查发现，在患有低胆固醇血症的老年人中，70岁以上者有16％出现明显的抑郁症，80岁以上者有14％因抑郁而发生危险。其原因是低胆固醇可使脑内血清素再摄取速度加快。血清素有明显的抑制中枢神经系统功能的作用，因此低胆固醇血症直接导致或加速老年抑郁症的发生。所以，希望老年人要注意饮食中的荤素搭配，才能使老年人不至于因血清胆固醇过低而影响健康或产生抑郁症状，出现不良情绪，让晚年生活更加幸福美满。

## 3. 吃素增加肿瘤的患病率

长期过分吃素的老年人往往表现为蛋白质摄入不足，会使身体虚弱，抗病能力下降，导致各种疾病的发生，其中包括恶性肿瘤，特别是引起消化道肿瘤。医学研究证明，蛋白质不足是胃癌发生的一个危险因素。

米饭、面粉等食物中蛋白质的质量较差，而猪瘦肉、牛肉、羊肉、鸡肉、鸭肉、鱼类，以及海产品都含有丰富的高质量蛋白质。鸡蛋、牛

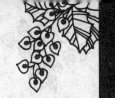

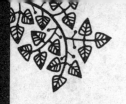

奶更是含丰富的蛋白质的佳品。

另外,体内缺乏维生素 A,就容易发生皮肤癌、口腔癌、肺癌等。动物食品中含有丰富的维生素,特别是脂溶性维生素。如维生素 A 在动物肝脏、蛋黄、奶油、虾、蟹、带鱼中含量较高。再就是长期素食会引起核黄素(维生素 $B_2$)缺乏,也不利于防癌。含核黄素量多的食物有动物肝、肾、乳类、豆类、蛋类、香菇类。

### 4. 吃素不利于降血压

有些高血压患者总不敢吃肉,怕血压居高不下。其实,他们严格长期吃素,拒绝任何荤腥,反而不利于健康,不利于高血压的控制。专家认为,吃肉类和蛋类,可以增加血管的营养,保持血管良好的弹性。严格素食,一点儿肉都不吃,拒绝一切动物蛋白和脂肪的摄入,其结果是血管弹性变差。专家劝告因高血压、高血脂而不敢吃肉的患者:"血液中的血脂如果偏高,是可以用药物驱除的,假如血管弹性变差,就很难恢复了;而血管弹性变差的结果会导致血压居高不下。"

根据营养专家介绍,严格素食除了无法为血管补充营养外,也难以保持全身的营养供应,容易造成缺铁、缺乏维生素 $B_{12}$、缺钙、蛋白的质量比较低、热能低、微量元素缺乏等不良现象。特别是老年朋友,更会因严格素食而导致营养不良,机体抵抗力和免疫力下降。

由此可见,患高血压的老年人一定要在饮食中适量补充动物蛋白和脂肪,这对保证血管营养、保持血管弹性、柔韧性和良好的伸缩性,维持血液"运输线"畅通无阻,避免心脑血管病的发生具有重要作用。

# 十一、老年人饮食降血脂

### 1. 老年人降血脂从吃开始

研究和实践均证实,简单的饮食改变就能降低 20% 的胆固醇。

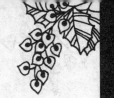

多喝水、多吃水果和饭菜可摄入大量的可溶性纤维。美国饮食联合会报告曾指出，摄入的膳食纤维越多，胆固醇水平降低越显著。燕麦是降低血清总胆固醇效果最好的食物。

鱼类富含保护心脏的优质脂肪，因此要多吃。停止食用人造黄油及氢化植物油。它们不但会升高低密度胆固醇，还会降低对人体有益的高密度胆固醇。

减少饱和脂肪酸的摄入，每天只吃 1 个鸡蛋。同时，避免吃含氧化胆固醇和反式脂肪酸＊的食物，如商店出售的烤制食品、薯片、饼干、咖啡伴侣及糕点等。

此外，每天吃 2 个中等大小的胡萝卜，能够在 21 天内至少让你的胆固醇降低 50％。注意不是生吃，而要煮熟了吃。

### 2. 补充必需的营养素

研究证实，每天摄入 1.5 克维生素 $B_3$＊＊可使高密度胆固醇升高 33％，但这并不适用于肝病患者和糖尿病患者。高胆固醇患者需要在医生的指导下，逐步增加服用量，而且在有规律地服用维生素 $B_3$ 后，每 3～6 个月检查 1 次肝酶和胆固醇水平。

植物固醇是天然的降脂明星，水果、蔬菜、坚果、种子类食物，以及大豆制品都包含植物固醇。研究显示，每天在正常膳食中添加 1～2 克的植物固醇，就能降低低密度胆固醇。增加植物固醇的摄入可以减少 1/4～1/2 人体对低密度胆固醇的吸收。

### 3. 建立健康的生活方式

健康的生活方式可以让老年人的血液流得更加顺畅，心脏跳动得更加有力。开始锻炼计划，哪怕只是简单的步行；停止吸烟；少喝咖啡因饮料和酒，因为它们会使老年人体内三酰甘油增加。

最重要的是，不要不吃早餐。北美一家营养机构的国内调查显

---

＊　反式脂肪酸的含义参阅本书第八章二、7"注"。

＊＊　引自 2005 年 6 月 5 日《老年文摘报》。

示,早餐吃全谷物食品的人胆固醇水平最低,即使早餐吃高胆固醇食品的老年人,他们的胆固醇水平也比不吃早餐\*的人低。

### 4. 宜食猪血

"三高"老年人宜食猪血。猪血是"液态肉",患有高血压、高血脂和高血黏的老年患者选择猪血代肉好,不仅如此,猪血还有五好:

(1)蛋白质质量好,含人体必需的 8 种氨基酸。

(2)脂肪少。

(3)含人体必需的微量元素多,尤以含铁量高,人体利用率高。

(4)通便。

(5)生血补血。

猪血也好,其他动物血也好,应食之有度;若用于治病,应咨询医生。

# 十二、剩菜加热要讲究

大部分老年人,一日三餐,无论是在家吃饭,还是在酒店吃饭,对吃完饭所剩的菜肴,总是舍不得扔掉,而是放起来,到下一餐再吃。对这种做法,从健康和营养的角度说,一是不提倡,二是要讲究。

### 1. 剩菜加热要充分

重新加热剩菜,其中心温度要达到 75℃以上,也就是说要煮透,以杀灭一般的细菌、病毒和寄生虫。剩菜最多再复热 1 次,要是还没吃完就只能忍痛割爱——倒掉。反复多次加热的剩菜吃后不利于健康,而且营养所剩无几。

### 2. 用微波炉加热剩菜

微波炉能在 1~2 分钟内将大多数细菌全部消灭,既方便又健康。

---

\* 吃早餐的好处与不吃早餐的弊端参见第二章有关内容。

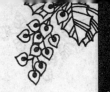

### 3. 海鲜在加热时要加作料

作料可以提鲜,同时还有一定的杀菌作用,可杀灭潜伏其中的副溶血性弧菌。特别是姜,同时具有杀菌、解毒两种功效,真是一举两得。所以给海鲜加热时要加一些酒、葱、姜等作料。

### 4. 肉类剩菜加热时,加一点儿醋

在剩菜中加一点醋后再加热,因为这类食品含较丰富的无机盐,它会在加热后随着水分一同溢出。若加热时加些醋,这些物质遇上醋酸就会合成醋酸钙,不仅能提高剩菜的营养,同时还有利于菜中无机盐的吸收。

### 5. 剩 鱼

鱼中的细菌较易繁殖,其中的大肠杆菌在 20℃ 左右的温度里 8 分钟就能繁殖 2 倍,在 5～6 个小时之内 1 个细菌就会变成 1 亿个。如此庞大的数量足以让食者的肠胃不适。所以鱼类剩菜一定要加热 4～5 分钟后,才可以吃,但加热时间不能太长,否则会破坏鱼中所含的全价蛋白、鱼脂和丰富的维生素,有益于神经系统的一些营养素也会丢失。

### 6. 年糕及面食

尽量在煮好后 4 小时内吃完,因为它们容易被葡萄球菌寄生。而这类细菌的毒素在高温加热之下也不会被分解,解决不了变质的问题。所以,如在短时间内吃不完,即使外观上看来没有变质,也不能吃了。实在舍不得扔,吃后等凉下来再放入冰箱冷藏,下一顿吃前要彻底加热方可食用。

最后,还要提醒的是:有些食品,如霉变的花生、玉米等,其中的黄曲霉素无法通过加热消除,所以还是把它扔掉,不吃为妙。

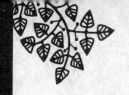

# 第十章　健康饮食的烹饪技巧

## 一、保护食物营养不流失的烹饪技巧

近年来,随着人们生活水平的不断提高,餐桌上的食物更加丰盛了,但却出现了一种奇怪的现象,许多中老年人出现了营养不良,一些慢性老年病的患病率呈直线上升。

专家提醒人们,健康饮食不仅要讲究营养搭配,而更重要的是科学烹调,在烹调中防止营养流失是吃出健康、吃出长寿的关键。

### (一)烹调不当,营养流失的现状

造成中老年人营养缺乏的原因,除一些人是膳食营养摄入不足之外,其余大部分是烹调方法不当致使营养流失造成的。

检测资料显示,人们日常饮食中的营养素,约有 50％会在烹调过程中流失。维生素怕热,新鲜蔬菜经烧、煮、炖就会使维生素大量流失;肉类等富含蛋白质的食物,在水中长时间漂洗会损失蛋白质;植物油含不饱和脂肪酸,经高温会产生有害物质;碘在烹调过程中会损失 40％以上。

据调查,60 岁以上的人群中缺铁性贫血患病率近 30％,缺钙高达 30％～50％,70％的人缺乏维生素 $B_1$。

任何一种营养素的缺乏,都会影响机体的正常代谢,造成心、肺、肾等器官功能下降,神经紊乱,影响新陈代谢,使免疫力下降,甚至引发高脂血症、高胆固醇血症、高血压病、糖尿病等多种疾病。

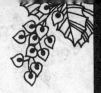

## (二)食物营养不流失的烹饪保护措施

### 1. 无机盐的烹饪保护措施

食物中的无机盐包括常量元素和微量元素两类。常量元素有钙、钠、磷、钾、镁、硫等;微量元素有锌、铁、碘、硒、铜、钼、铬、钴等。

(1)人体内的无机盐每天都会通过粪、汗、尿等途径排出体外,因此,必须及时补充。研究表明,不同的烹调方法造成蔬菜中钙、磷、钾、钠等无机盐的损失不一,根菜类、鲜豆类、茄果类蔬菜炒后,钙可保留80%以上,叶菜类炒后钙可保留60%～80%。而经焯后叶菜、根菜类无机盐保留低于60%,这是因为焯时植物外层被破坏,植物内无机盐随水分浸出流失,所以焯比炒损失的营养素多。蔬菜中的无机盐在炖煮时的损失也较多,冬瓜、丝瓜、茄子等炖煮20分钟后损失在20%左右,而炖煮40分钟损失达30%～40%以上。因此,冬瓜、丝瓜、茄子等炖煮不要超过20分钟,特别是叶子菜更要大火快炒。

(2)肉类及动物内脏中富含各种微量元素,最好不要炒着吃,因为煎炒过程中微量元素损失达50%;肉类炖煮时微量元素损失平均只有30%。此外,肉类在炖煮时不要切成过小的块,可减少微量元素随汤汁流失。

### 2. 蛋白质的烹饪保护措施

食物蛋白质可分为动物性蛋白质和植物性蛋白质两种。

(1)不要长时间浸泡生肉,因为肉类中的蛋白质会溶解于水中,使蛋白质流失。有的人在拌饺子馅时会习惯性地把肉馅中的水分挤出,这样也会导致蛋白质流失。

(2)蛋类煮着吃有利于蛋白质的吸收。从营养吸收和消化率来看,煮蛋为100%,炒蛋为97%,煎炸为81.1%,开水、牛奶冲蛋为92.5%,生吃为30%～50%。但煮鸡蛋的时间太长,鸡蛋内部会发生一系列的化学变化,在鸡蛋黄的周围形成绿色或灰绿色的硫化铁,不

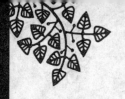

易被人体吸收利用。一般煮鸡蛋的水开后,再煮 8 分钟,关火再泡 5 分钟,蛋中的蛋清刚好变性凝固,营养价值较高。

(3)植物蛋白经过加工更利于吸收。由于植物蛋白有纤维包裹,比动物性蛋白的消化率要低,如大豆蛋白消化率为 60%,加工成豆腐后,可提高到 90%。豆腐干、腐竹、豆腐皮等蛋白质消化率也在 90% 以上。

(4)不食用单一来源的蛋白质。一般单种食物的蛋白质中氨基酸含量存在不足或比例不合理,如几种不同来源的蛋白质混合,就能有效地提高营养价值。如豆腐中的蛋氨酸含量较少,而鱼类中含量非常丰富,同时食用豆腐和鱼可互为补充,提高营养价值。

### 3. 不饱和脂肪酸的烹饪保护措施

不饱和脂肪酸可分为单不饱和脂肪酸和多不饱和脂肪酸两种。不饱和脂肪酸包括亚油酸、亚麻酸等。

(1)烹调蔬菜尽量使用植物油。由于食物中的肉、蛋、全脂奶等已含有大量的饱和脂肪酸,因此用植物油可使各种脂肪酸的摄取比例均衡。

(2)不同的烹调方式使用不同的植物油。凉拌或熟食拌可选择橄榄油、大豆油、香油、亚麻子油等,这类油怕热,但所含脂肪酸和维生素 E 丰富。如炖、煮、烧和炒菜,可选择不饱和脂肪酸比例均衡的油,如花生油、调和油等。而油炸食品可使用饱和脂肪酸比例较高的动物油脂和棕榈油,它们油质稳定,耐高温。

(3)不饱和脂肪酸发烟点较低,高温烹调时容易产生有害物质,所以炒菜时油不要烧得太热,七成热就可以了。用过的油,不要倒入新油中。炒完菜后,应立即将油瓶盖紧。

(4)猪肉等含饱和脂肪酸的食物,可通过长时间炖煮转化为能降低胆固醇的不饱和脂肪酸。试验证明,猪肉炖煮 2.5 小时后,肉中的饱和脂肪酸含量平均下降 50% 左右,达到最低点;而不饱和脂肪酸含量可提高 30%。

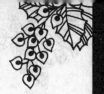

#### 4. 维生素的烹饪保护技巧

蔬菜中的维生素主要有维生素 A、维生素 D、维生素 E、维生素 K、B 族维生素（维生素 $B_1$、维生素 $B_2$、维生素 $B_6$、维生素 PP、叶酸、泛酸等）和维生素 C。

维生素 C、维生素 $B_2$、维生素 PP 主要来源于蔬菜，由于它们怕水、怕热、怕碱、怕氧化，因而最容易在烹调中流失。为减少蔬菜中的维生素在烹调过程中的流失，必须注意：

（1）清洗时最好保证蔬菜形状完整，洗后再切断或撕开，避免维生素随水流失。

（2）用大火炒菜，缩短加热时间。大火炒菜维生素 C 损失仅 15％，如再焖一会儿可损失 60％。烧煮过度会使许多维生素遭破坏，急火快炒才能使维生素的损失降低到最小，并尽可能避免对食物进行煎炸。

（3）碱能破坏维生素的分子结构。做菜时尽量避免用碱或碱性的物质。

（4）炒菜前先用水焯一下蔬菜，将蔬菜压至沸水面之下，不让蔬菜中的维生素与空气中的氧发生氧化反应，从而减少维生素的损失。

## 二、使菜肴鲜香的烹饪技巧

为使烹调出来的菜肴具有"香味"，可采用下述 5 种技巧：

#### 1. 借 香

往往所烹调菜肴使用生蔬菜，即原料本身并无香味，亦无异味，要烹制出香味来，别无他法，只能靠借香。如海参、鱿鱼、燕窝等诸多干货，在初加工时，历经油发、水煮、反复漂洗，虽本身营养丰富，但所具有的挥发性香味基质甚微，故均淡而无味。菜肴的香味便只有从其他原料或调味香料中去借。借的方法一般有两种，一是用具有挥

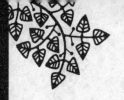

发性的辛香料炝锅；二是与禽肉类（或其鲜汤）共同加热。具体操作时，可将这两种方法结合使用，可使香味更加浓郁。

### 2. 合 香

所谓合香，是指菜肴原料本身虽有香味基质，但含量不足或单一，而与其他原料或调料合烹产生香味的方法。如烹制动物性原料，常要加入适量的植物性原料。这样做，不仅在营养互补方面很有益处，而且还可以使各种香味基质在加热过程中融溶、洋溢，散发出更丰富的复合香味。动物性原料中的肉鲜味挥发基质与植物性原料中的鲜味主体，在加热时一齐迅速分解，在挥发中产生凝集，形成具有复合香味的聚合团，也就是平时人们所说的合香混合体。

### 3. 点 香

有一些菜肴原料在加热过程中，虽有香气味产生，但香味不够，或者说不够"冲"，或根据烹调成后菜肴的要求，还略有欠缺，此时可加入适当的原料或调味料补缀，谓之"点香"。如烹制菜肴时，在出勺之前往往要滴点香油，加些香菜、葱末、姜末、胡椒粉，或在菜肴装盘后撒椒盐、油烹姜丝等，就是运用这些具有挥发性香味原料或调味品，通过瞬时加热，使其香味基质迅速挥发、溢出，达到既调"香"，又调味的目的。

### 4. 裱 香

有一些菜肴，需要特殊的浓烈香味覆盖其表面，以特殊的风味引起食者的强烈食欲。这时就常用"裱香"这一烹饪技巧。

熏肉、熏鸡、熏鱼等食品的制作，运用不同的加热手段和熏料（也称裱香料）制作而成。常用的熏料有锯末（红松）、白糖、茶叶、大米、松柏枝、香樟树叶等，在加热时会产生大量的烟气。这些烟气中含有不同的香味挥发基质，如酚类、醇类、有机酸、羰基化合物等。它们不仅能为食品带来独特的风味，而且还具有抑菌、抗氧化作用，使食品得以久存。

**5. 提　香**

通过一定的加热时间,使菜肴原料、调料中的含香基质充分溢出,最大限度地利用香味素,产生最理想的香味效果,即谓之"提香"。一般速成菜,由于原料和香辛调味的加热时间短,再加上原料挂糊、上浆等原因,原料内部的香味素并未充分溢出。而烧、焖、扒、炖、熬等需较长时间加热的菜肴,则为充分利用香味素提供了条件。实践证明,肉类及部分香辛料,如花椒、大料(八角)、丁香、桂皮等调味料的加热时间,应控制在3小时以内,因为在这个时间内,各种香味物质随着加热时间的延长而溢出量增加,香味也更加浓郁,但超过了3小时以后,其呈味、呈香物质的挥发则趋于减弱。

# 三、烹饪菜肴的火候

## (一)烹饪菜肴三分技术七分火候

做菜,虽然在选料、加工和调味等方面都做得不错,但火候掌握不好,也会出现炒菜不像炒菜、炖菜不像炖菜,该香的不香,该脆的不脆,失掉了菜肴的风味特色,也就不能保证菜肴质量。

炒豆芽菜、炒韭菜、炒蒜苗,火力不旺,就会煮出汤水;制作拔丝菜,熬制糖浆时,火力不旺,糖浆就会起砂,由液体变成粉末;煎鱼时火力不旺,就会粘锅。所以,火候在菜肴制作中的地位和作用是很重要的。民间关于制作菜肴"三分技术,七分火候"的说法是有一定道理的。但只有坚持多练习、多研究、多积累,才能渐入佳境,做到"火中取宝"。

七分火候,实际是一个掌握火候的门道:

**1. 根据菜肴原料的性质确定火候**

各种原料的性质不同,质地有老有嫩,就是同一类原料,也有区

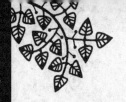

别,如当年鸡与隔年鸡、蔬菜的根与茎。

**2. 根据菜肴原料的形态确定火候**

原料经切配后,有大的,有小的;有薄的,有厚的;有完整的,也有零碎的。这就要根据实际情况确定火候,一般说来,小的、薄的、碎的原料,适于旺火速炒;大的、厚的、整的原料,则应小火慢炖。

**3. 根据不同性质的菜肴确定火候**

"马铃薯烧肉"这道菜,应将马铃薯炸后备用,待肉烧到半烂时,再与炸过的马铃薯同烧,成菜时才能恰到好处。

**4. 根据不同的烹饪技法确定火候**

煎炸的菜肴,因为不粘粉和糊,水分较多,要在火旺油热时下锅,然后改小火慢炸;而粘满面糊粉的原料,则应在油七成热时下锅,以免粉焦而里面的原料不熟。越是块大形厚的原料,越是要用小火慢炸,有时还要反复炸制。

## (二)掌握火候要处理好三个关系

### 1. 火候与菜肴原料的关系

菜肴原料多种多样,有老、有嫩、有硬、有软,烹调中的火候运用要根据原料质地来确定。软、嫩、脆的原料多用旺火速成,老、硬、韧的原料多用小火长时间烹调。但如果在烹调中,通过初步加工改变了原料的质地和特点,那么火候运用也要改变。如原料切细、走油、焯水等都能缩短烹调时间。原料数量的多少,也和火候大小有关。数量越少,火力相对就减弱,时间就要缩短。原料形状与火候运用也有直接关系,一般说来,整形大块的原料在烹调中,由于受热面积小,需长时间才能成熟,所以火力不宜过旺。而碎小形状的原料因其受热面积大,急火速炒即可成熟。

### 2. 火候与菜肴传热方式的关系

在烹调菜肴过程中,火力传导是使烹调原料发生质变的决定因素。传导方式是以辐射、传导、对流 3 种传导方式进行的。传热媒介又分无媒介传热和有媒介传热。有媒介传热如水、油、蒸气、食盐、砂粒传热等。这些不同的传热方式直接影响着烹调中火候的运用。

### 3. 火候与烹调方法的关系

烹调方法与火候运用密切相关。炒、爆、炸等技法多用旺火速成。烧、炖、煮、焖等技法多用小火长时间烹调。但根据菜肴的要求，每种烹调技法在运用火候上也不是一成不变的。只有在烹调中综合各种因素，才能正确地运用好火候。

## （三）火候的实际操作

### 1. 小火烹调的菜肴

如清炖牛肉，是以小火烧煮的。烹制前先把牛肉切成方形块，用旺火沸水余一下，清除血沫和杂质。这时牛肉的纤维是收缩阶段，要移中火，加入副料，烧煮片刻，再移小火上，通过小火烧煮，使牛肉收缩的纤维逐渐伸展。当牛肉快熟时，再放入调料炖煮至熟，这样做出来的清炖牛肉，色香味形俱佳。如果用旺火烧煮，牛肉就会出现外形不整齐现象。另外，菜汤中还会有许多牛肉渣，造成肉汤浑浊，而且容易形成表面熟烂，里面仍然嚼不动。因此，大块原料的菜肴，多用小火。

### 2. 中火适用于炸制菜

凡是外面挂糊的菜肴原料，在下油锅炸时，多使用中火下锅，逐渐加热的方法，效果较好。因为炸制时如果用旺火，原料会立即变焦，形成外焦里生。如果用小火，原料下锅后会出现脱糊现象。有的菜如香酥鸡，则是采取旺火时将原料下锅。炸出一层较硬的外壳，再移入中火炸至酥脆。

### 3. 旺火适用于爆、炒、涮的菜肴

一般用旺火烹调的菜肴，主料多以脆、嫩为主，如葱爆羊肉、涮羊

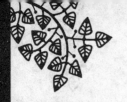

肉、水爆肚等。水爆肚,焯水时,必须沸入沸出,这样涮出来的肉才会脆嫩。原因在于旺火烹调的菜肴,能使主料迅速受高温,纤维急剧收缩,使肉内的水分不易浸出。吃时就脆嫩。如果不是用旺火,火力不足,锅中水沸不了,主料不能及时收缩,就会将主料煮老。再如葱爆羊肉,看起来很简单,但有的人做出来的葱爆肉,不是出很多汤,就是肉老嚼不动。怎样做才能烹好呢?首先要把肉切好,切成薄片,其次一定要用旺火,油要烧热。炒锅置旺火上,下油烧至冒油烟,再下入肉炒至变色,立即下葱和调料焖炒片刻,见葱变色立即出锅。也是要旺火速炒,否则会造成水多和嚼不动。

# 四、烹调菜肴的调味

### 1. 因料调味

新鲜的鸡、鱼、虾和蔬菜等,其本身具有特殊鲜味,调味不应过量,以免掩盖天然的鲜美滋味。腥膻气味较重的原料,如不新鲜的鱼、虾、牛肉、羊肉及内脏类,调味时应酌量多加些去腥解腻的调味品,诸如酒、醋、糖、葱、姜、蒜等,以便减恶味增鲜味。本身无特定味道的原料,如海参、鱼翅等,除必须加入鲜汤外,还应按照菜肴的具体要求施以相应的调味品。

### 2. 因菜调味

烹调的每一种菜肴都有其特定的口味,这种口味是通过不同的烹调方法最后确定的。因此,投放调味品的种类和数量都不可乱来。特别是对于多味菜,必须分清味的主次,才能恰到好处地使用主、辅调料。有的菜以酸甜为主,有的以鲜香为主,还有的菜上口甜收口咸,或上口咸收口甜等,这种一菜多味,变化多端的奥妙,皆在于调味技巧。

### 3. 因时调味

人们吃菜肴的口味往往随季节变化而有所差异,这也与机体代谢状况有关。例如,在冬季,由于气候寒冷,因而喜食浓厚肥美的菜肴;炎热的夏季则嗜好清淡爽口的食物。

**4. 因人调味**

烹调菜肴时,在保持地方菜肴风味特色的前提下,还要注意就餐者的不同口味,做到因人制菜。所谓"食无定味,适口者珍",就是因人制菜的恰当概括。

# 五、烹调菜肴时调味品的使用

烹调菜肴时,在调味前首先要搞清楚两点:一是要懂得调味料是为突出菜肴原料本味服务的;二是掌握好调味料的使用方法。在此仅介绍姜、食盐、酒和味精等 4 种主要调味料在烹调菜肴调味中的使用。

## (一)调味品姜的使用

### 1. 姜的功能

姜为姜科植物姜的新鲜根茎,民间有"冬吃萝卜夏吃姜"和"冬有生姜不怕风霜"之说。中医学认为,姜性温,味辛,无毒,入肺、脾经,具有解表散寒、止呕祛痰、定咳喘、解毒止泻、祛寒健胃活血、养脾胃等功效。具体功效为:

(1)含有丰富的姜油酚等多种挥发油成分,有促进血液循环,散寒解表的作用。促进唾液和胃液等消化液的分泌,可以帮助食物的消化,增进食欲,有健胃作用。

(2)含有姜酮、姜烯酮等成分,可以治疗恶心、呕吐、腹胀、反酸、食欲缺乏等病症。

(3)有消炎、杀菌、驱虫和抗病毒的作用,享有"天然抗生素"之称号。

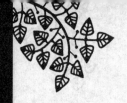

(4)含有油树脂类物质,在肠道可与胆固醇结合,阻止肠道吸收,加速排泄。

(5)生姜的姜辣素,对心肺中枢有兴奋作用,是心血管患者有益的保健食品。

(6)有一定的解毒作用,可解除因天南星、半夏、鱼肉、虾、蟹、禽畜肉等食物中毒。

但生姜对胃黏膜刺激性强,影响消化功能,不能过食,食过多可致口干、喉痛及便秘,可少量多次食用。生姜性温,阴虚有热之人食之不利。

**2. 烹调应用技巧**

烹调菜肴时生姜是很好的调味料。使用时可根据所做菜肴的不同,可将生姜切成丝或加工成块(片),或碎成米粒,或制成姜汁等入菜,具体使用方法为:

(1)姜是做菜的配料,但作为配料入菜的姜,一般要切成丝,即姜丝。

(2)姜块(片)入菜去腥解膻。生姜加工成块或片,多数是用在火工菜中,如炖、焖、煨、烧、煮、扒等烹调方法,具有去除水产品、禽畜类的腥膻气味的作用。

(3)姜末入菜起香增鲜。姜在古代亦称疆,意思是"疆御百邪"之说。姜性温散寒邪,利用姜的这一特有功能,人们食用凉菜时,往往佐以姜末醋同食,醋有去腥暖胃的功能,再配以姜末,互补互存,可以防止腹泻、杀菌消毒,也能促进消化。姜块(片)在火工菜中,起去腥解膻的作用,而姜末多用于炸、熘、爆、炒、煮、煎等方法的菜中,用以起香增鲜。

(4)姜汁入菜色味双佳。制姜汁是将姜块拍松,用清水泡一定时间,一般还需要加入葱和适量的料酒同泡,就成需要的姜汁了。

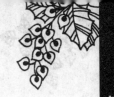

### (二)调味品盐的使用

#### 1. 摄入盐分过量的危害

食盐是人体血浆的重要成分,有维持酸碱平衡和促进细胞分解活动的功能。盐的主要成分是氯化钠,而人体生命活动对钠的需求量是很少的,其每天的生理容量仅为1克左右。专家调查表明,成人每天摄钠量若超过8克,血压明显上升;在人均食盐超过20克的盐碱地区,脑血管患病率明显增加,同时胃癌、食管癌、膀胱癌等恶性肿瘤的患病率也显著提高。钠盐的摄入多少与人体健康至为密切,尤其与心血管系统疾病成正比。摄钠过量,由于多余的钠储存在体内必须有足够的水分来维持平衡,因此容易引起水肿,同时血容量、血压与心跳的频率都会随之升高。长期过咸饮食对人体健康造成的危害有:

(1)引起感冒:盐吃多了一是会减少唾液分泌,使病毒在口腔里有落脚的机会;二是钠盐渗透性高,口腔和咽喉部上皮细胞的防御功能会被抑制,易使感冒病毒入侵人体,引起感冒。严重的还会引起上呼吸道和肺部感染。

(2)引发溃疡:美国科学家研究发现,饮食中过多摄入盐分会使胃肠内的幽门螺杆菌毒性增加,进而导致胃溃疡等疾病的患病率上升。实验发现,胃部环境中盐分浓度过高会诱发幽门螺杆菌的基因异常活跃,使其更具毒性,导致感染者出现胃溃疡等严重病症的可能性大大增加。

(3)催人肥胖:英国伦敦圣乔治大学科学家经过研究发现,人们在食用较咸的加工食品后,为了解渴他们可能会饮用可乐、汽水等较高热能的饮料,而这将是肥胖的诱因。

专家同时提醒说,人们所摄入的盐并不仅仅来自正餐的饮食,其实有80%的摄入量可能来自快餐和罐头、饼干等加工食品。

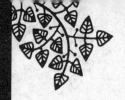

（4）易得咽炎：饭菜中含食盐量太高，会导致唾液分泌减少，有利于各种细菌和病毒在上呼吸道存活；其次，高盐饮食可降低黏膜抵抗疾病的能力，导致免疫力下降，各种细菌、病毒趁机而入，引发咽炎。所以一日三餐要少吃盐，多吃鲜，是保护咽喉健康的关键。另外，平时也要少吃如瓜子、花生之类的炒货，这些食物又咸又干，是咽喉的大敌。

（5）可致肾脏病：长期高盐饮食可导致肾脏疾病，以及心脑血管疾病、糖尿病、高血压。大约80％的肾脏病患者也是高血压患者。这种肾脏病合并高血压患者，80％是容量依赖型高血压，即其体内钠离子浓度过高。这是因为钠离子可以留住水，医学上叫"钠水潴留"。因此，肾脏病的临床治疗要求肾脏病患者低盐饮食。

（6）胃酸过多：食盐对人体有两大作用：一是调味，二是提供两种重要的营养物质，即钠和氯。氯是合成胃酸的主要原料。因此，当饮食中摄入盐分过多，就会刺激胃酸大量分泌。胃酸分泌过多，通常的症状是在饭后1小时左右出现"烧心"和"反酸水"的情况。胃酸反应严重的人，很容易发生癌变。

研究显示，每周出现1次胃痛、胃灼热或胃酸倒流等症状的人，罹患食管癌的几率比一般人高出约8倍。另外，胃酸分泌过多是造成消化性溃疡的重要原因，因为胃酸液会对胃黏膜造成一定的损害。

有胃病，尤其是胃酸过多或患有胃溃疡的人，一则平时要少吃盐；另则应多吃偏碱性食物，如菠菜、胡萝卜、海带、盖菜、马铃薯、西瓜等。

（7）进食后血糖升高：医学研究表明，糖尿病患者在限制糖类时，也要限制食盐。食盐进入人体后，可激活体内淀粉酶的活性，加速淀粉消化，提高小肠对葡萄糖的吸收，从而造成进食后血糖升高。

糖尿病患者食盐摄入量应视病情和有无合并症而异。一般主

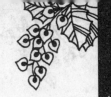

食少于 250 克者,食盐每天 2.5 克;主食每天 250～300 克者,食盐每天 3 克;主食每天多于 350 克者,食盐每天 3.5 克。若烹调使用酱油,则需相应扣除食盐量(一般每 5 毫升酱油含食盐约 1 克左右)。在烹调时食盐量应均匀分配于膳食中,以免咸、淡不匀而影响食欲。

当糖尿病患者并发高血压、冠心病、心肌梗死、肾动脉硬化、肾功能受损及动脉硬化时,必须严格限制食盐摄入,采用低盐饮食,即每天应少于 2 克,以免加重病情。

**2. 要充分关注"隐形食盐"**

世界卫生组织最新建议,健康成年人每天食盐的摄入量由以前的 6 克降为 5 克。其目的主要是为了向人们传达一个限盐和低钠饮食的理念。在短期内,让人们每天摄盐限制在 5 克以内不太现实,但至少大家应该有这个意识,去逐渐地接近这个目标。接近的办法包括:尽量少吃或不吃超市中的熟食,不进或少进高盐的食物,如味精、蚝油、酱油、咸菜、熟食,做菜时用醋、葱、蒜、辣椒、芥末等调味以增加食欲。

其实,人们在日常饮食中,有很多"隐性食盐"不为大家所注意,例如,面包、鱼、肉、奶制品、豆类及蔬菜等含有相当多钠的成分,供应人体所需的盐量绰绰有余 * ,如甜菜,所含的盐量相当高,可又有多少人知道它是盐类物质呢?再如在超市购买的饼干、薯片、话梅等加工好的食品中也都含盐;还有很多调料都含盐,如酱油、醋、味精等。蔬

---

* 100 克食物中的钠含量:

海鲜类:蟹肉含钠 270 毫克,海螺含钠 278.9 毫克,章鱼含钠 288.1 毫克,海虾含钠 302 毫克。

蔬菜类:油菜含钠 98.9 毫克,空心菜含钠 94.3 毫克,大白菜含钠 89.3 毫克。

调味品:味精含钠 8 克,茴香含钠 186 毫克。

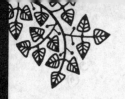

菜有的也含盐,如上述甜菜,还有空心菜、豆芽、紫菜等,这些盐称为"隐性盐"。这些食物中所含的盐还比较容易引起人们的注意,而一些零食中的食盐就容易被人们忽略了,如薯片、火腿肠、瓜子、话梅等。

有些高盐食物吃起来不一定咸,单靠味觉分辨其含盐量的高低未必准确,很多食品同时有其他味道,如甜味往往会盖过咸味。高血压患者在购买包装食品时就要选择包装上标有"低盐"字样的食品。

### 3. 在烹调菜肴时食盐的使用方法

(1)烹调前加食盐:烹调前加食盐就是在原料加热前加食盐,目的是使原料有一个基本咸味,并有所收缩。在使用炸、爆、滑溜、滑炒等烹调方法时,都可结合上浆、挂糊,并加入一些食盐。因为这类烹调方法的主料被包裹在一层浆糊中,味道进不去,所以必须在烹调前加食盐。另外,有些菜在烹调过程中无法加食盐,如荷叶粉蒸肉等,也必须在蒸前加食盐。烧鱼时为使鱼肉不碎,也要先用食盐或酱油擦一下。但这种加食盐法用食盐量要少,距离烹调时间要短。

(2)烹调中加食盐:烹调中加食盐是最主要的加盐方法,在运用炒、烧、煮、焖、煨、滑等方法烹调时,都要在烹调中加食盐。而后在菜肴快要成熟时加食盐,减少食盐对菜肴的渗透压,保持菜肴嫩松,养分不流失。

(3)烹调后加食盐:烹调后加食盐是指在菜肴成熟以后加食盐,以炸为主烹制做的菜肴就是用此类加食盐方法。

上述3种加食盐方法仅从烹调过程中的时间先后考虑,这种加食盐的时间先后,还应和所用油料有机结合起来:用豆油、菜油做菜,为了减少蔬菜中维生素的损失,一般应在菜即将熟时放食盐;用花生油做菜,由于花生油极易被黄曲霉污染,从而含有一定

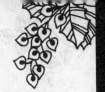

量的黄曲霉毒素,故先放食盐炸锅,这样可以大大减少黄曲霉毒素;用荤油做菜,可先放一半食盐,以去除荤油中有机氯农药的残留量,而后在烹调中间再加入另一半食盐,以尽量减少食盐对营养素的破坏。在炒肉类菜肴时,为使肉类炒得鲜嫩,炒至八成熟时放食盐最好。

### 4. 定期吃顿无盐餐能增寿

一项由亚洲、欧洲和美洲科学研究工作者联合进行的研究表明,定期吃1顿没有食盐的午餐或者晚餐,会给健康带来意想不到的好处。科学家们认为,没有食盐的食物有利于平衡细胞内外渗透的压力,从而释放了部分对细胞不利的因素,这是一种全身现象。它提示了那些摄取大量食盐的人,应当定期吃一些清淡或者没有食盐的食物。尤其是那些经常在外就餐的人,平时没有办法控制食物中盐的含量,因此北京农业大学营养学家建议*,经常来一顿"无盐餐",对身体健康大有好处,可以缓解慢性病的发生。即使做不到每天吃1顿"无盐餐",但不妨每周固定1次"无盐餐",或每周吃2~3次"无盐餐",让肠胃和血管得到充分净化。当然,无盐餐不能太频繁,因为盐分摄入太少,同样会破坏体内的离子平衡,对身体不利。这也是不同国家科学家在分别对动物进行实验后得出的结论,此项实验结果对于人类改善自己的健康状况有很大的指导意义。

其实"无盐餐"并不等于完全不含钠,只是含钠量很低,不至于成为人体的负担。专家推荐的"无盐餐"菜单为:

(1)酸奶1大杯,小西红柿250克,大芒果1只,生榛子1把。

(2)花生百合大米粥1大碗,煮蛋1个,上面撒上少许胡椒粉和醋来增味。黄瓜和生菜切成条作为零食。

(3)全麦面包2片,葡萄干1把,核桃3个,牛奶1杯,草莓200克。

---

\* 引自2007年5月31日《家庭保健报》。

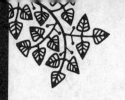

### (三)调味品酒的使用

由于酒能解腥起香,所以在烹调菜肴时,经常使用酒作为调料,解腥起香。但在烹调菜肴时用酒的关键是要让酒得以挥发。因此,必须按下述要领操作。

#### 1. 用酒时间

烹调菜肴时,用酒调味最重要的是把握好时机,注意火候,过早或过晚都会失去效果。例如,急火炒菜温度高,一般应在临起锅时加料酒,过早放酒在未起作用前就挥发掉了,达不到去腥增鲜的作用。炒肉片、虾仁等要在刚炒时放料酒,然后再放其他的作料。红烧鱼时先煎后炖,由于煎时温度高,料酒应在煎好之后放,然后盖上锅盖焖。清蒸鱼等,由于烹调温度不高且时间较长,应先加料酒,这样能使鱼肉中的腥味被酒精溶解并挥发掉,使菜肴醇香、鲜美。

当然不是烹调所有菜肴都要放料酒。如煮肉丝汤、鱼片汤时就不宜放料酒,因为这些汤讲究清淡,若放料酒,反而破坏了汤的清香味。

另外,酒的种类很多,应根据烹调菜肴的不同分别选用。一般家庭烹调以黄酒为好,其特点是色、香、味俱佳。但为了除去一些食物较重的腥膻味,也可用白酒作调料,这样效果会更好。

#### 2. 忌溢忌多

有的人烹调菜肴时,凡有荤料一定放酒。于是在"榨菜肉丝汤"之类的菜也放了酒,结果清淡的口味反被酒味所破坏,这是因为放在汤里的酒根本来不及挥发的缘故。所以,在用酒时一般都做到"一要忌溢,二要忌多"。

#### 3. 出锅前放

有的菜肴要强调酒味,如葡萄汁鸡翅,选用 10 只鸡翅膀,经油炸后加西红柿酱、糖、食盐一起焖烧到翅酥,随后加进红葡萄酒,勾芡出锅装盘。这个菜用醇浓的葡萄酒香味成了菜肴的最大特点，既然这样，在菜肴出锅前放酒，减少挥发就成了顺理成章的事。

**4. 挂浆用酒**

烹调菜肴有时上浆挂糊，这时也要用酒。但用酒不能多，否则就挥发不尽。

## （四）调味品味精的使用

### 1. 不宜使用味精调味的菜肴

（1）对用高汤烹制的菜肴，不必使用味精：因为高汤本身已具有鲜、香、清的特点，味精则只有一种鲜味，而它的鲜味和高汤的鲜味也不能等同。如使用味精，会将本味掩盖，致使菜肴口味不伦不类。

（2）对酸性菜肴，不宜使用味精：因为味精在酸性食物中不易溶解，酸性越大，溶解度越低，鲜味的效果越差。

（3）碱性食物禁用：味精不能在含碱或小苏打的食物中使用。因为在碱性溶液中，谷氨酸钠会生成有不良气味的谷氨酸二钠，失去其调味作用。

（4）荤菜不宜滥用：鸡、鱼、虾、肉等本来就有浓郁的自然香味，如果再放味精，反而会破坏其原有的鲜味。因此，这类菜肴可不用味精。

（5）凉拌菜不宜使用味精：因为凉拌菜温度低，味精不易溶化，不能起到调味的作用。即使要用，也应先用少量热水化开，然后再浇到凉拌菜上，效果较好，因味精在45℃时才能发挥作用。味精是呈晶体状，用它拌凉菜，不易拌均匀，影响味精的提鲜作用。

### 2. 用味精调味的使用方法

（1）投放味精的时间：做菜使用味精，应在起锅时加入。因为在高温下，味精会分解为焦谷氨酸钠，即脱水谷氨酸钠，不但没有鲜味，而且还会产生轻微的毒素，危害人体健康。

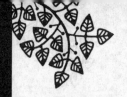

具体讲是在菜肴温度为 80℃～100℃ 时放入,这时味精容易溶解而发挥其鲜味作用,当超过 100℃ 时会发生变化而失去鲜味,超过 150℃ 时就会形成焦谷氨酸钠而有一定毒性,所以做菜或汤要等临出锅时再放入味精为最佳。

(2)投放味精的量:使用味精时应掌握好用量,并非多多益善。味精的水稀释度是 3 000 倍,人对味精的味觉感为 0.033%,在使用时,以 1 500 倍左右为适宜。如投放量过多,会使菜中产生一种怪味,造成相反的效果。世界卫生组织建议:婴儿食品暂不用味精;成人每人每天味精摄入量不要超过 6 克。

(3)让中性食物味更佳:味精加在酸碱度 pH 值为 6.5～7.0 之间的中性食品中,既不偏酸性也不偏碱性的食品,其味道最佳。过酸或过碱的蔬菜、禽肉都会影响味精的提鲜效果。

## (五)按顺序放调料保住营养

### 1. 放单种调味料

(1)糖:除能调和口味、增进菜肴色泽的美观外,还可供给人体丰富的热能。菜中加糖,能增加菜的风味;腌肉中加糖,能促进胶原蛋白质膨润,使肉组织柔软多汁。也就是说,糖可以在炒菜前就加入。

(2)食盐:可使蛋白质凝固,因此烧煮含蛋白质丰富的原料(如鱼汤),不可以先放食盐。最好等汤煮好快起锅时再放食盐。但如果炒蔬菜,则可以早点放食盐,这样蔬菜热得快。

(3)醋:在煮肉或马铃薯时,加上少量醋容易煮烂,味道也好。

(4)味精:在 70℃～90℃ 时使用效果最好,因此一定要在菜肴起锅之后放。

### 2. 放多种调味料

放多种调味料,顺序上应有讲究,最理想的次序是:先放糖,后放

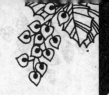

盐、醋、酱油,最后放味精。煮食物开始时,先放入白糖,等到约五成熟时,再依次放入食盐、酱油等。

这是因为,食盐对食物有强力渗透的作用,因此若先于糖加入,糖的味道就不易进到食物里面,而且盐分具有固定食物组织的性质,所以烹调菜肴时还是先放糖较好。

食物中加食盐,会使其脱水,组织凝固,所以如先加食盐后加糖,就不易溶解。先加醋会有酸味,但如先加酱油或味精,其香味和风味会尽失。

另外,有些菜肴需要加入酒,最好在放糖之后加入,能去除腥味及软化食物,酱油和味精留到最后,可以保存它们特有的风味。所以,下次加调味料时别忘了:糖、酒、食盐、醋、酱油、味精这个顺序。

# 六、烹调菜肴时食用油的使用

## (一)食用油的营养特点

### 1. 豆 油

豆油含有丰富的多不饱和脂肪酸和维生素 E、维生素 D,有降低心血管疾病、提高免疫力、对体弱消瘦者有增加体重的作用。豆油含的多不饱和脂肪酸较多,所以在各种油脂中最容易酸败变质,因此购买时一定要选出厂不久的,并尽可能趁"新鲜"吃掉。

### 2. 花生油

花生油含有丰富的油酸、卵磷脂和维生素 A、维生素 $B_1$、维生素 $B_2$、维生素 D、维生素 E、维生素 K、叶酸及大量的锌、钙等微量元素,人体需要的 42 种营养素,花生就含有 37 种,还含有生物活性很强的天然多酚类物质,可降低血小板聚集、降低体内总胆固醇和"坏胆固

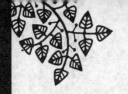

醇"水平,预防动脉硬化及心脑血管疾病。

### 3. 橄榄油 *

橄榄油含的单不饱和脂肪酸是所有食用油中属于最高的一类,它有良好的降低低密度胆固醇(坏胆固醇),提高高密度胆固醇(好胆固醇)的作用,所以有预防心脑血管疾病,减少胆囊炎、胆结石发生的作用;橄榄油还含维生素 A、维生素 D、维生素 E、维生素 K、胡萝卜素,对改善消化功能,增强钙在骨骼中沉着,延缓脑萎缩有一定的作用。但橄榄油价贵,味淡,缺乏诱人的脂肪香味,所以大多数人对它的口味不大欢迎。

### 4. 菜子油

菜子油所含单不饱和脂肪酸很高,故有与橄榄油相似的作用,它

---

\* 橄榄油的选择方法:

一是看酸性值。一般正规产品都会标注酸性值,最好的橄榄油酸性值不超过 1%,可食用的橄榄油酸性值不超过 3.3%。二是认准"特级初榨"(或称"特级原生")的字样。英文是"ExtraVirgin",有这一字样的就是最好的橄榄油。三是看产地。产地是决定价格的重要因素之一。世界橄榄油主产国集中在地中海沿岸,其中西班牙、意大利、希腊为世界三大橄榄油生产国和出口国。一般从这三个国家进口的橄榄油质量较好,价格也较高。第四就是看色泽。一般橄榄油的色泽从淡黄到淡绿色不等,越清亮品质越好,越浑浊则越差。

初榨橄榄油分三个级别:

1. 特级初榨橄榄油,质量最高,酸性值不超过 1%。

2. 优质初榨橄榄油,酸性值不超过 2%。

3. 普通初榨橄榄油,酸性值不超过 3%。

精橄榄油分两个级别:

1. 普通橄榄油,由精炼油与一定比例(通常为 10%~30%)的初榨油混合制成,酸性值一般在 1.5% 以下,呈透明的淡金黄色。

2. 精炼橄榄油,是通过溶剂浸出法从橄榄油渣中提取并经过精炼而得到的,酸性值也可控制在 1.5%。

还有利胆的功效。由于菜子油是所有富含单不饱和脂肪酸食用油中价格最低的，所以越来越受到大家的欢迎。

### 5. 玉米油

玉米油极易消化，人体吸收率高达98%。玉米油中不饱和脂肪酸含量达80%以上，其中的亚油酸是人体自身不能合成的必需脂肪酸，还含有丰富的维生素E，远高于其他的普通植物油，是高血压、高血脂、高胆固醇、冠心病和肥胖患者的理想食用油。从口味和烹调的角度来说，玉米油色泽金黄透明，清香扑鼻，除可用于煎、煮、炸外，还可直接用于凉拌。

### 6. 葵花子油

葵花子油含丰富的必需脂肪酸，其中亚油酸、α-亚麻酸在人体内可合成与脑营养有关的DHA，孕妇吃了葵花子油有利于胎儿脑发育；含有的维生素E、维生素A等，有软化血管、降低胆固醇、预防心脑血管疾病、延缓衰老、防止干眼症、夜盲症、皮肤干燥的作用。它也含有较高的多不饱和脂肪酸，所以有与豆油一样的注意事项。

### 7. 茶 油

茶油所含单不饱和脂肪酸与橄榄油相仿，所以有"东方橄榄油"之称。据报道，某茶油产地的居民，其心血管疾病的患病率和病死率都比其他地区的人群低。

### 8. 麻 油

麻油也叫香油，有"植物油之王"的美誉，富含多种不饱和脂肪酸、蛋白质、钙、磷、铁、卵磷脂、维生素A、维生素D、维生素E，有清除自由基，提高免疫力，延缓衰老，防治便秘、冠心病、糖尿病、头发早白，以及润肤美容的作用，中医认为肺气肿患者，在睡前及次日起床前喝一点儿香油，可减轻咳嗽症状。

### 9. 色拉油

色拉油是植物油中加工等级最高的食用油，已基本除尽了植物

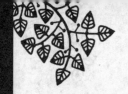

油中的一切杂质和蜡质,所以颜色最淡。色拉油适用于炒、炸、煎和凉拌,这是其他食用油所不及的。

### 10.亚麻子油

亚麻子油富含不饱和脂肪酸达 90％以上,其中多不饱和脂肪酸在 70％以上,在植物油中含量最高。主要成分 α-亚麻酸及其代谢物(EPA 和 DHA)。对人体可抑制血小板聚集,降低血糖黏稠度,增强血管壁弹性,增加高密度脂蛋白,减少低密度脂蛋白,减少固醇自体合成,降低胆固醇含量,降低三酰甘油的水平,具有消炎、抗癌作用,能防血栓发生。

### 11.猪　油

猪油含较高的饱和脂肪酸,吃得太多容易引起高血脂、脂肪肝、动脉硬化、肥胖等。但猪油不可不吃,因为其所含胆固醇是人体制造类固醇激素、肾上腺皮质激素、性激素和自行合成维生素 D 的原料。

## (二)食用油的选择

购买食用油要四看,即一看等级,食用油分为 4 个等级,第四级为最低等级;二看产地,主要是指产品的原料生产地;三看原料,即是否是转基因原料;四看生产工艺是否为压榨油,这种工艺能保持原有营养成分且油的品质较纯。

在选购食用油时还要掌握以下 4 点:

### 1.色　泽

品质好的豆油为深黄色,一般的为淡黄色;菜子油为黄中稍带绿或金黄色;花生油为淡黄色或浅橙色;棉籽油为淡黄色;色拉油应是清澈透明、无色或淡黄色;香油则是橙黄色或棕色。

### 2.气　味

用手指蘸点儿油,抹在手掌心上,搓后闻其味,不同品种的好油具有各自的油香,不应有其他的异味。

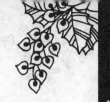

**3. 透明度**

好的植物油，静置 24 小时后，应是清晰透明、不浑浊、无沉淀、无悬浮物。

**4. 滋　味**

用筷子蘸上油放入口中，不应有苦涩、焦臭、酸败之异味。

如果植物油透明度差、黏度变大、有气泡，通常是变质的表现。但花生油在冬天气温低时，会凝固成不透明状，这是正常现象。

专家认为，常年固定吃一种植物油不值得提倡，如此容易造成脂肪酸营养的不平衡，平时老百姓日常食用的植物油，很难绝对说哪种植物油就是最好的。只能说凡是符合国家标准的食用油都是安全的，可以放心食用。但从油脂营养学观点看，植物油要吃得杂一点儿，应该经常换换不同种类的油烹调菜肴，或者食用由几种植物油科学配合起来的调和油，谓之食用调和油。专家建议，为了提高 ω-3 脂肪酸的摄入比例，人们可以用不同的食用植物油进行合理的配比。专家推荐的比例是：1 份亚麻子油与 2 份大豆油或 2 份花生油调和食用。当然，能与橄榄油及茶子油调和效果更佳。这种油适用于所有的日常菜肴，具有调节血脂、预防心脑血管疾病、消除疲劳、改善体质、滋润肌肤、延缓衰老的作用。

## （三）烹调菜肴的油量

人们的日常混合膳食中，谷物、蔬菜等植物性食物含脂肪很少，为 5～10 克，1 个鸡蛋，1 瓶牛奶含脂肪为 15 克，200 克肉类含脂肪 25～30 克。在日常生活中，人们习惯用植物性食用油来烹饪菜肴，每天消费 20 克食用油是应该保证的。对少食或不食动物性食物的素食者，烹调菜肴用的油还应相应增加，以保持总量平衡。

中国营养学会推荐的居民食用油量，每人每天不应超过 25 克（半两）。许多人知道不能多吃肉，却忽略了过多食用植物油造成的问

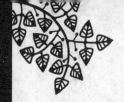

题。其实,相同重量的植物油所提供的热能高于猪肉 1 倍多。

## (四)烹调菜肴的油温

### 1. 醉油综合征

中国式炒菜油温通常高达 250℃ 以上,而当油温超过 150℃ 后,油便会发生复杂的化学变化,生成低级醛、酮和羧酸等物质,形成"烟雾"。其中,水解产生的丙三醇,能进一步转化成丙烯醛气体,对人体呼吸道、消化道、眼睛都有较强的刺激作用。

当油温升到 200℃ 以上时,在食物中微量金属的催化下,油便会生成过氧化物的混合物,这是能使细胞衰老的有害物质。

当油加热到浓烟滚滚时,脂肪氧化物便会成倍地增加,这时的"烟雾"便是心血管病、脑血管病、直肠癌和肺癌的致病因子。

长时间或反复高温加工油脂,会产生聚丙烯醛,而聚丙烯醛有致癌作用。如肉食在加热过程中,可以产生数十种化合物,有碳氧化合物、呋喃、胆固醇、软脂酸、硬脂酸、油酸等化学物质。不同的食物在加工时产生有污染物质的种类和数量不同,但都不会不产生。这些有机物质以细微颗粒的形式散发到空气中,形成气溶胶,悬浮于空气中,可以保留数天。

美国的一项研究表明,在室内污染空气的微粒中,含碳量约为 40%,其中煤灰占 1/3;在有机物微粒中,肉食油烟占 1/5。油烟的主要成分为丙烯醛,所以油烟不仅会刺激人体呛咳、流泪、呼吸困难和血压升高,而且油烟被吸入人体后可造成细胞染色体损伤,引起基因突变而导致肺癌。

由于这些污染的存在,一日三餐都在伙房内炒菜的人还时常会染上"醉油综合征"。其表现为胃纳减少、犯困、咽喉疼痛、精神委靡不振等症状。

### 2. 炒菜油温的控制

为减少伙房空气污染对人体健康的危害,又要烹调出可口的菜

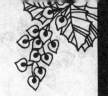

肴,炒菜时油温不要太高。一般可掌握在三四成热,油温 90℃~130℃;偶尔用五六成热,油温 130℃~170℃;极少用七八成热,油温 170℃~230℃;杜绝使用更高的油温。这样受害会小一些,而对保存食物的养分也是有益的。

炒菜时的油温是发生上述醉油综合征的关键,但炒菜时的油温又不能随时用温度计去测量,只能凭经验,通过感观来判断。

(1)温油锅:是指油三四成热,油温为 90℃~130℃。这时油面较平静,无青烟,无响声;当菜下锅时,周围会出现少量气泡。

(2)热油锅:是指油五六成热,温度为 130℃~170℃。这时油面有少量青烟,油从四周向中间翻动;当菜下锅时,周围会出现大量气泡,但无爆炸声。

(3)旺油锅:是指油七八成热,温度为 170℃~230℃。这时,油面有大量青烟,用勺搅动时有响声;当菜下锅时,会出现大量气泡,并伴有轻微的爆炸声。

一般炒菜,放油不多,只要看锅冒烟,即可将菜下锅翻炒。炸菜肴时,锅内油多,将油加热后,把要炸的食物放入油中,待沉入锅底,再浮上油面时,这时的油温大约是 160℃,如果做拔丝山药、拔丝白薯、拔丝马铃薯等拔丝菜,用这种油温比较合适。这时锅下的火应控制住,以能保持油温即可。

油加热后,把食物放入油中,沉在油的中间再浮上油面,这种油的温度大约是 170℃左右。用这种油温炸香酥鸡、香酥鸭比较合适,炸出的鸡、鸭,外焦里嫩。炸时,锅下的火也要控制住。

如果把要炸的食物放入油中不沉,这种油的温度大约达到 190℃,比较适合炸各种含水分较少的菜肴,如干炸带鱼、干炸黄鱼、干炸里脊等。

**3. 控制油温的注意事项**

(1)蔬菜下锅"吱啦"一声烟最毒:凡是经常炒菜的人都会遇到

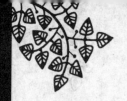

这样的情况：把油加热到一定程度时，把一堆湿淋淋的蔬菜放入热油锅，一时声响伴着油烟四起。殊不知，这个时候的油烟就是前面提到的丙烯醛，是最毒的。

家庭炒菜使用的是普通食用油，通常人们都认为把油加热到油烟滚滚，烧出来的菜更香，更好吃。但是油并不是越热越好，因为随着油温升高，加热时间的延长，食用油中的维生素 A、维生素 E 等都会遭到破坏。油脂极易生成脂肪氧化物，这种物质进入人体后，可直接损害人体细胞，成为诱发心脑血管和消化道疾病（包括癌症）的重要不良因素之一。

所以，较为科学的烹调菜肴的方法是将油倒进锅后，待油面波动加剧，没有多少油烟（此时为最佳油温，大约 150℃ 左右）时，将菜放入锅。这时炒出来的菜肴才既有营养又无害。

（2）炒菜别等油冒烟：许多人都以为只有油大量冒烟时才是适合炒菜的温度，其实这是一种误解。过去所使用的没有经过精炼的油在 120℃ 就开始冒烟，只有以冒烟较多的时候才可达到 180℃～200℃ 的炒菜油温。如今的色拉油和调和油因为已经去除了杂质，大量冒烟的时候已经达到 250℃ 左右，此时不仅导致油发生高温劣变，也会损失菜肴原料中的维生素等营养物质。正确的做法应该是在油刚刚有一点儿烟影子的时候便放入菜肴，或者往油里扔进一小块葱皮，四周大量冒泡但颜色不马上变黄，证明油温适当。

（3）炒菜别再先热油：炒菜时先将油倒入锅内，等油烧到七八成热，再把菜或肉放进锅里煸炒，这样炒出的菜味道才香。其实，现代技术加工出来的食用植物油，如花生油、大豆油，已经不太适合在菜入锅之前先烧热了。

专家说，现在炒菜压根儿就可以不先热油，安全达标的食用植物油是可以生吃的，一热就会热掉营养物质，剩下的基本上是过氧化物和脂肪了，反而增高了血脂。这就是为什么现在很多人都感到困惑的问题：为何连植物油吃多了，也会血脂高。

炒菜先倒油还有一个弊端就是很难把握用量,容易吃油多。更何况,留在炒锅上的黑渍油腻是致癌的有害物质。专家建议,炒菜先倒油的习惯应该变一变,用油更多的是一种"点缀"。在菜出锅之后或出锅之前放少量的油,这和凉拌菜的道理是一样的,其实油本身都有香味,只是需要改变人们的烹调习惯。

# 七、减少食物中的致癌因素

## (一)减少蔬菜中硝酸盐毒害

硝酸盐在人体内危害无穷。硝酸盐随着蔬菜、食品进入人的口腔之后,在口腔内的舌背部酶和硝酸盐还原菌的作用下,有一部分还原成亚硝酸盐,与此同时,人还会从食品、药品、饮水中吸收仲胺、叔胺之类的化学成分,在胃内会与上述亚硝酸盐发生反应,生成致癌作用很强的亚硝胺。

动物实验证实,亚硝胺具有强烈的致癌性。它对动物所有重要器官,如肝、肺、肾、膀胱、食管、胃、小肠、脑、脊髓和外周神经等都能引起癌变。

蔬菜种类不同,硝酸盐含量不一,一般叶菜类大于根菜类,大于果菜类,大于水果类。另外,蔬菜各部分硝酸盐的浓度也不一样;根菜类蔬菜的硝酸盐集中在中心部分,如马铃薯中心部分含硝酸盐浓度比外表高 29%,胡萝卜中心比外部高 20%,瓜类在皮和尖端部分含量最多,如黄瓜表皮比内部高 25%;叶菜类则集中在茎部,如芹菜和白菜的茎部比叶子高 28%。

新鲜叶菜类蔬菜一般含亚硝酸盐很少,约为 10/100 万。但经过腌制或贮藏后,会大幅上升。如盖菜经腌制后,其亚硝酸盐的含量可分别升至 78/100 万和 13/100 万;菠菜于室温下经 3 天贮藏后,其亚硝酸盐含量可从 0.13/100 万升至 16/100 万,但若放冰箱内冷藏保

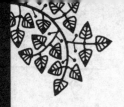

存,到第五天其亚硝酸盐的含量也没有什么变化。

蔬菜中的硝酸盐含量虽然很高,但它是人类获得无机盐、维生素和食物纤维素的主要来源,故还应提倡多吃,目前需解决的主要问题是减少蔬菜中硝酸盐的含量,专家提示,下述诸法比较有效:

### 1. 将蔬菜放于低温(4℃～10℃)处保存

南瓜等果类置于凉爽处或冷库中贮藏 1 个月后再食用。

### 2. 用水冲洗

因硝酸盐属水溶性化合物,所以采用水洗、水泡都能不同程度地除去硝酸盐。其中水煮(沸)法最有效,如马铃薯切成大块煮沸后,可除掉 93％的硝酸盐;菠菜用水煮沸后,可除掉 70％以上的硝酸盐;甜菜可除掉 40％。

### 3. 少吃腌制食物

腌酸菜时,菜中的硝酸盐被逐渐还原成亚硝酸盐,一般如白菜、盖菜等青菜 2～7 天内达到最高值。雪里蕻腌至第 20 天达到最高值。亚硝酸盐浓度升至最高值后,会逐渐下降,腌至 1 个月后方可食用。

### 4. 不喝隔夜菜汤

叶菜类煮沸后,其中的硝酸盐大部分溶解到菜汤中,若放置时间过久,污染的硝酸盐还原菌将其还原成亚硝酸盐,故菜汤变成了有毒的食物。

## (二)烹调菜肴防癌措施

科学已证明,像亚硝酸胺一类物质进入人体后能引起细胞突变,增加致癌风险。然而,当亚硝酸盐遇到两倍的维生素 C 时,就不能在人的胃里与胺化合成亚硝酸胺了。在新鲜蔬菜、冷冻蔬菜、干蔬菜和许多水果中,都含有丰富的维生素 C。因此,在烹调中,不要让蔬菜和食品中的营养成分损失掉,尤其要避免维生素 C 在烹调过程中的损失;同时还要防止吃进含有亚硝酸胺的食品。

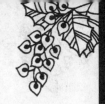

**1. 蔬菜要先洗后切，切好即炒，炒好即吃**

这是因为维生素 C 易溶于水，化学性能不稳定。

**2. 不要挤出菜汁**

菜汁中含有丰富的维生素 C、酶和其他养分，故一般不要将菜汁挤掉。如特殊烹调要挤出菜汁，也可利用起来做汤。

**3. 适当用点醋**

烹调菜肴时如能放一点儿醋当作料，不但味道鲜美，还能加强保护维生素 C 的作用，因为 B 族维生素、维生素 C 在酸性环境不易被分解。

**4. 不宜用食碱**

在烧煮豆类、蔬菜时放碱就会大量破坏和流失食物中的 B 族维生素、维生素 C，降低了蔬菜的营养，最好不要用。

**5. 多吃根茎类蔬菜**

萝卜、南瓜、莴苣和豌豆中有一种酶，它能分解亚硝酸胺或阻止致癌物质发生作用；白萝卜、胡萝卜等根茎类蔬菜中含有木质素，具有抗癌功能。

**6. 旺火、急炒、快盛**

这样做可以充分保存食物和蔬菜中的维生素 C。

**7. 鱼类、肉类不可烧焦**

科学实验证明，鱼和肉烧焦的部分含有强致癌物质，所以在烹调鱼、肉等食物时，千万注意不要将其烧焦，若有烧焦的部分，不要食用。

科学家们还发现，在腌菜、腌肉里都含有一定数量的亚硝酸盐；食品的防腐剂、着色剂中，也含有数量不等的亚硝酸盐物质。最好不要吃这些东西。

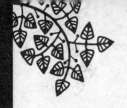

### （三）烹调方法与菜肴的致癌物

烘、烤、煎、焖等，是人们常用的烹调方法，越来越多的研究显示，在烹调过程中会产生一些对人体健康有害的物质。

实验证明，烹调方式、时间、温度及食物的组成与致突变物质的形式有密切关系。如牛肉在温度高于200℃的油中煎10分钟，致突变物质的形成量也成正比增加。

因此，应改变烹调方式，以减少食物在烹饪中产生的有害物质：

#### 1. 提倡4种烹调方法

提倡蒸、煮、炖、焖，以避免产生致癌物质。

#### 2. 避免用火直接烘烤食物

用碳或煤直接烘烤食物，食物表面极易焦化，产生致癌物质。另外，炭或煤在燃烧过程中产生的煤焦油、多环芳烃等有害物质污染食物后，对人体健康可以说是"毒上加毒"了。

### （四）消除油炸食品中的致癌物

#### 1. 煎炸食物

煎炸食品是人们喜爱吃的食品，但由于煎炸食品含有大量的杂环胺、多环芳烃类强致癌物质，使得人们望而生畏，欲吃煎炸食品，为不影响或少影响人体健康，必须设法消除或减少煎炸食品中的致癌物质。

（1）煎炸食物时，要严格控制油温，最好控制在150℃左右，火不要烧得过旺。煎炸鱼、肉时不要连续高温烹炸，要采取经常间断煎炸的方法，控制油温最高不超过180℃。这是消除煎炸食品中致癌物质最有效的方法。如果油温超过200℃，则煎炸时间不要超过2分钟。

（2）在煎炸的鱼、肉外表面抹上一层淀粉糊，也能有效预防致癌物质的形成。

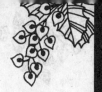

（3）煎炸食品一次不可多食，也不宜经常食用。对于颜色深、太油腻、味道不好和已经变质的煎炸食品，不能食用。

## 2. 煎炸食物油的处理

（1）煎炸食物用的食用油连续使用时间不可过长，应及时换添新油。油烟大、泡沫多的油不能煎炸食物。发现熟食小摊用这种油煎炸的食品，不要购买食用。

（2）煎炸过食物的油要马上过滤，除去分解物质。

（3）经多次反复煎炸食物的食用油含有大量的致癌物质，不可食用，应倒掉。

## （五）消除腌腊食品中的致癌物

人们常食的腌腊食品中含有的亚硝酸胺致癌物，可用下述方法去除。

### 1. 虾皮、虾米

虾皮、虾米含二甲基亚硝胺等挥发性亚硝基化合物的量最高。因此，食用前应做必要的处理。最有效的方法是水煮后烹调。当然这种方法对虾皮、虾米的味道有一定的影响。日光下直接曝晒3～6小时也可达到目的。

### 2. 咸 鱼

咸鱼类食物含亚硝基化合物比较多，尤其是粗盐腌渍的海鱼。处理方法以水煮最佳。日光照射可除去鱼体表面的亚硝基化合物，但对鱼体深部致癌物破坏不大。

### 3. 香肠、咸肉等制品

香肠、咸肉制品应避免油煎烹调。因为油煎可促进亚硝基化物合成，使其中亚硝基吡烷及二甲基亚硝胺等致癌物含量增高，煎过的油中含量也高，故日常生活中应避免食用这类油煎食物，如油煎香肠、咸肉片等。

**4. 盐腌菜**

盐腌菜含有一定量的挥发性亚硝基化合物。用水煮、日照、热水洗涤的方法去除亚硝基化合物均有效。其中以水煮效果最好，只是会影响有些腌菜本身的味道。腌菜时如能注意卫生，加适量维生素C，可以明显降低亚硝基化合物含量，并注意防止真菌生长等。

在此提一下：一般在啤酒中都可检测出微量挥发性亚硝基化合物，这主要来自于生产啤酒的麦芽。目前，还未找到适合于家庭使用的消除啤酒中微量亚硝基化合物的方法，故不宜大量饮用啤酒。

## (六)消除食物中的黄曲霉毒素

黄曲霉毒素主要诱发肝癌，还能诱发胃癌、肾癌、直肠癌和乳腺癌等。黄曲霉毒素主要集中在霉变的粮粒中。凡表面长有黄绿色霉菌或破损、皱缩、变色、变质的玉米和花生颗粒，都有可能被黄曲霉素污染。

### 1. 水洗去毒

可将污染的大米用清水反复搓洗几遍，一直到水清澈时再做饭，可除去大部分毒素。据实验，含黄曲霉毒素 $B_1$ 200 毫克/千克的大米浸水后反复搓洗，毒素去除率可达80％以上。如采用高压锅或微波炉做饭，则毒素去除率可达90％以上。

### 2. 加热去毒

蒸、煮、爆、炒或油炸可减少部分黄曲霉毒素。轻度污染的花生米，爆炒可使黄曲霉毒素 $B_1$、$G_1$ 含量分别减少65％和62％；若用油炸可分别减少69％和67％。大米用高压锅煮成米饭，一般能破坏20％的黄曲霉毒素。

### 3. 加吸附剂去毒

在含有黄曲霉毒素的植物油中加入活性白陶土或活性炭等吸附剂，搅拌后静置沉淀12小时后，取上层清油食用，毒素含量大为降低。

用含毒量较低的植物油烹调食物时,先将油倒入锅内烧至冒微烟(约150℃)时,根据菜肴用盐量先加入食盐,继续加热到油沸(约200℃)再放菜,可去除油中90%以上的毒素。

### 4. 山苍子去毒

用中药山苍子胶丸均可去毒。每千克粮食用10粒左右胶丸。先将胶丸打开,放入小瓶里,再用纱布扎住瓶口,连瓶埋入米袋中,扎住袋口,让芳香自然挥发,熏蒸粮食,即可达到去毒目的。

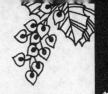

# 金盾版图书,科学实用,
# 通俗易懂,物美价廉,欢迎选购

| | | | |
|---|---|---|---|
| 临床烧伤外科学 | 99.00元 | 册(精装) | 38.00元 |
| 新编诊疗常规(修订版· | | 常见眼病诊断图谱 | |
| 精装) | 88.00元 | (精装) | 58.00元 |
| 乡村医生手册(修订版· | | 临床皮肤病性病彩色 | |
| 精装) | 48.00元 | 图谱(精装) | 130.00元 |
| 乡村医生手册(修订版· | | 急诊抢救手册(修订版· | |
| 平装) | 41.00元 | 精装) | 27.00元 |
| 新编心血管内科诊疗 | | 内科急诊救治速查手册 | 7.00元 |
| 手册(精装) | 36.00元 | 消化系统疾病诊断及 | |
| 性病防治图解手册 | 13.50元 | 治疗(精装) | 39.00元 |
| 新编常用药物手册 | | 新编妇产科临床手册 | |
| (第三版·精装) | 37.00元 | (精装) | 32.00元 |
| 中华名医方剂大全 | | 临床药物手册(修订版· | |
| (精装) | 59.50元 | 精装) | 58.00元 |
| 临床实用中药辞典 | | 新编常用药物手册 | |
| (精装) | 88.00元 | (第三版·平装) | 32.00元 |
| 新编实习医师手册 | | 新编简明药物手册 | 21.00元 |
| (精装) | 59.00元 | 常用进口药物手册 | 21.00元 |
| 新编心血管疾病鉴别 | | 护士手册(精装) | 28.00元 |
| 诊断学(精装) | 79.00元 | 常见病前兆早知道 | 32.50元 |
| 乡村医生急症救治手 | | 癌的早期信号防治与逆转 | 11.00元 |

以上图书由全国各地新华书店经销。凡向本社邮购图书或音像制品,可通过邮局汇款,在汇单"附言"栏填写所购书目,邮购图书均可享受9折优惠。购书30元(按打折后实款计算)以上的免收邮挂费,购书不足30元的按邮局资费标准收取3元挂号费,邮寄费由我社承担。邮购地址:北京市丰台区晓月中路29号,邮政编码:100072,联系人:金友,电话:(010)83210681、83210682、83219215、83219217(传真)。